JN005785

心臓専門医が教える！

健康長寿の人が毎日やっている心臓にいいこと

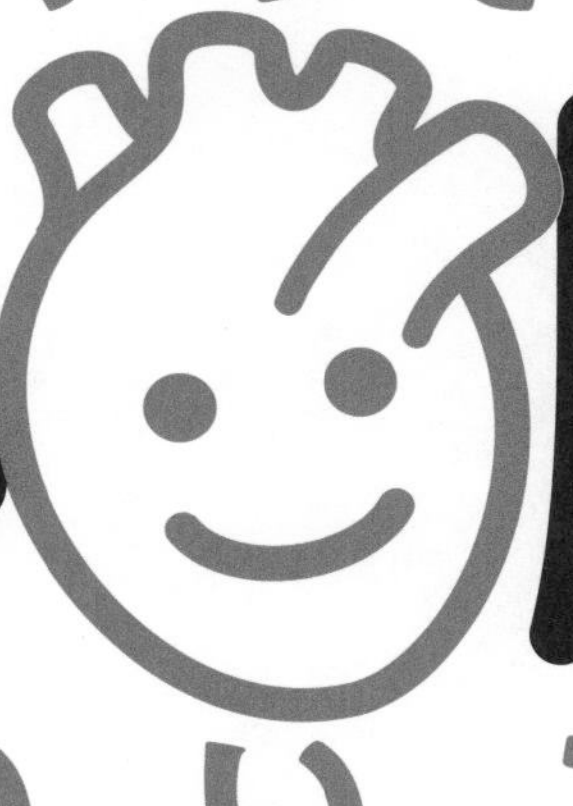

心臓専門医

別府浩毅

自由国民社

はじめに

「**心臓**」は、ご存知の通り、命が生まれてから死ぬまで、毎日10万回、休むことなく脈を打ち、血液を体中に循環させています。

私たちが寝ているときも、心臓は動き続け、止まることはありません。

そんな働き者の臓器がうまく機能しなくなってしまう「心臓病」は、とても恐ろしい疾患です。

ですが、一般の人たちは、心臓や心臓病について詳しい知識がありません。

「がん」と聞くと、ほとんどの人が「怖い！」と思いますが、「心不全」や「不整脈」と聞くとどうでしょう？　「がん」と言われるほどの衝撃がないのではないでしょうか？

しかし、**日本人の死因の第2位は「心臓病」**なのです。

また、心臓病と関連する**糖尿病**は、**5大疾病（がん、脳卒中、心筋梗塞、糖尿病、精神疾患）**の1つであり、全身の臓器を損傷させる疾患ですが、初期症状では痛くもなんともありません。「糖尿病」と聞いても、それですぐに「死」を想起することができないのです。

心臓病や糖尿病は、突然に起こる疾患ではなく、ほとんどが**生活習慣**に起因するものです。つまり、「**食事**」「**運動**」「**呼吸**」「**脳（ストレス）**」「**睡眠**」の5つに関する生活習慣を見直すことで、予防することができる疾患なのです。

心臓カテーテル治療の専門家として治療をする中で、カテーテル治療は心臓の一部のみを治療する「その場」だけの治療であり、治療の本質は昔から伝えられている食事療法、運動療法である、という点に気付き、その大切さを患者さんに伝えてきました。しかし、直接診察できる患者さんにも限りがある中で、より多くの人に心臓病のことを知ってもらいたいと思い、本書を執筆しました。

心臓にいい生活といっても、難しいことはありません。詳しくは本書を読んでいただくとして、重要なことは、「**急激な変化は心臓に負担がかかる**」ということです。本書に書いてあることを実践することで、健康な人はこれからも健康な生活を送ることができ、現在何らかの心臓疾患を患っている人はそのケアをすることができます。

また、本書は予防医学の観点から記述しているため、今現在において心臓疾患を治療中の方は、かかりつけ医の指導のもと、本書に書かれていることを実践してください。心臓カテーテル治療や心臓手術をした後で、術後のケアをされていらっしゃらない方は、適切なクリニックで心臓リハビリテーションを受けられることをお勧めします。

心臓病の多くは生活習慣病です。

生活習慣を少し変えるだけで、多くの命が救われるのです。

本書を手にとってくださったあなたが、本書をきっかけとして自身の生活習慣を振り返ってくだされば、著者にとってこれほど大きな喜びはありません。

目次

第1章 心臓は生活習慣でよくなる！

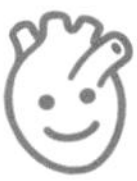

第2章
心臓がよくなる「食」の習慣

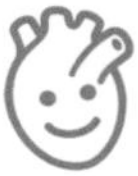

第3章 心臓がよくなる「運動」の習慣

第4章 心臓がよくなる「呼吸」の習慣

第5章

心臓がよくなる「脳」の習慣

第6章 心臓がよくなる「睡眠」の習慣

第１章

心臓は生活習慣でよくなる！

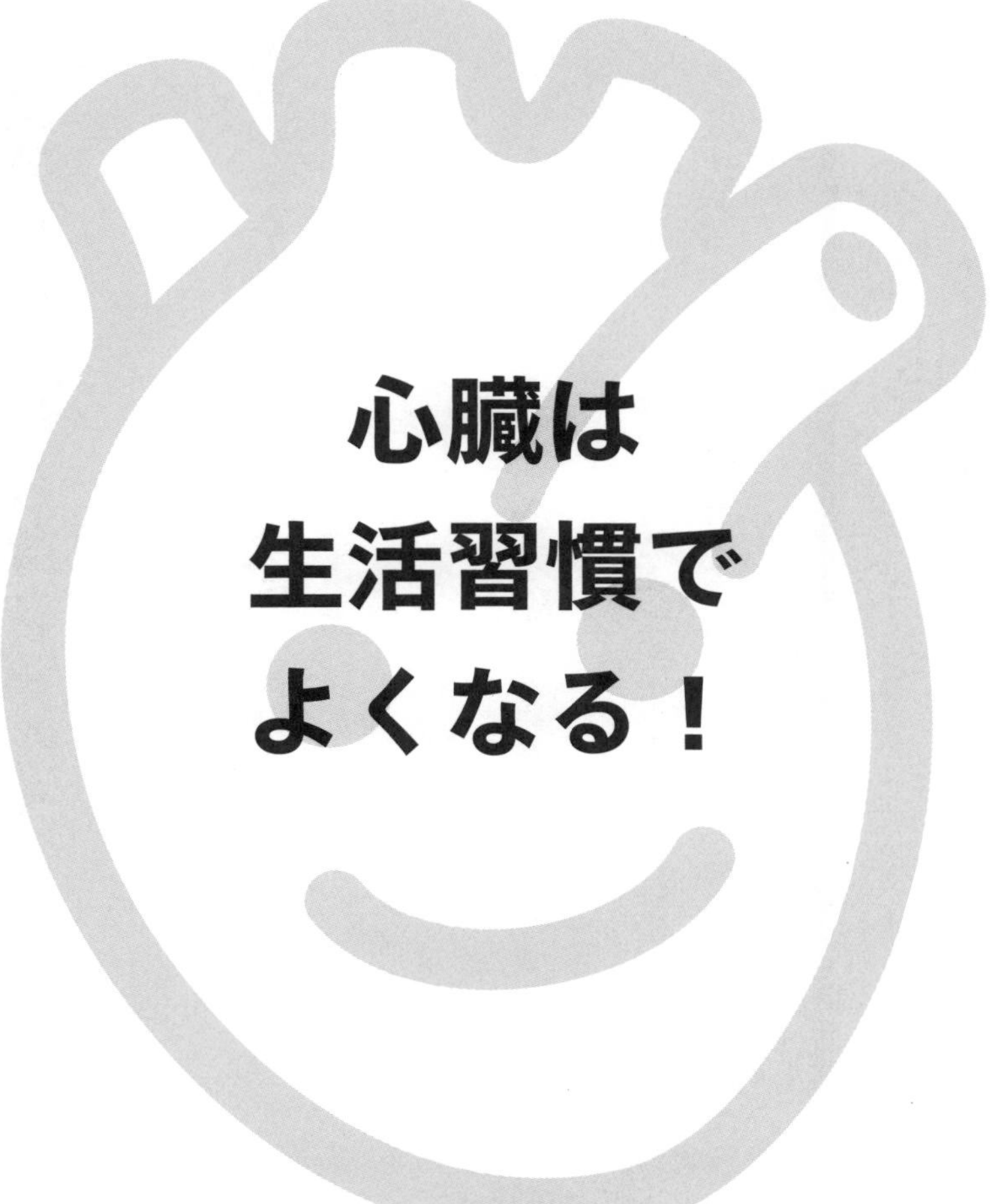

死因2位の心臓病から身を守ろう

法律ができるほど心臓病のリスクは大きい

現代の**日本人の三大死因**をご存じでしょうか？

1位はがんなどの悪性疾患（悪性新生物）、2位は心臓病などの心疾患、3位は脳梗塞などの脳血管疾患です。

2019年には「循環器病疾患に関する法律（脳卒中・循環器病対策基本法）」が制定され、死因の大半を占める循環器系や脳血管系の患者を減らして、医療費も削減していく計画になっています。

疾患が増えた病に対して、国は施策を打ち出すのですが、新たな法律が生まれるくらい、現在は心臓や脳血管の疾患にかかる人が急増しているということ。病気にならない身体をつくりたいなら、心臓のことを知っておいたほうがいいといえます。

そこで本書では、日本人なら誰でも知っておきたい心臓病についての正しい知識と、自分で予防できる方法を紹介していきます。

心不全でも「異常なし」の落とし穴

「**心不全**」は、心臓が弱くなることで引き起こされる状態のことです。原因はさまざまで、心臓の血管のこともあれば筋肉であることもあります。

心不全は、あくまでも総称で、心臓がうまく機能せず、全身の血流が滞ってしまう状態をいいます。

身体を車にたとえると、心臓はエンジンです。

エンジンが弱ると、車全体のパワーもダウンします。これと同じで、心臓が弱ると歩くスピードが遅くなり、平気だった階段も数歩上ると息切れしてしまうようになります。

では、「心不全＝心臓が悪くなる」なのかというと、かならずしもそうではありません。最近では心不全であっても、エコーの所見では心臓にまったく異常が認められないケースが増えているのです。

なぜかというと、エコーでは見逃しがちな心臓の動きがあるからです。

健康な心臓は、「縮む」と「広がる」の2つの動きをバランスよく行い、全身に血液を送り出しています。ところがエコーでは、収縮は確認できるのですが、拡張がわかりにくいのです。すると、心臓の広がるパワーが落ちている高血圧の人や高年齢者は、心不全が見逃されてしまうことがあります。

こういった背景から、一般の内科の先生が「心臓はそれほど悪くありません」と診断しても、じつは心不全だったというケースも珍しくありません。

心不全の生存率は胃がんと同じ

一般的に、**心不全の5年生存率は約50%。**これは、「胃がん」の生存率とほぼ同じで、**悪性度が極めて高い**ということ。

胃がんは、早期がんから末期がんまでのステージに分かれます。軽症者も含めて、10人のうち、5年後に5人亡くなっているのです。

がんと聞くと、反射的に「怖い！」と思ってしまいます。

では心不全はどうですか？

どこか漠然としていて、「がんほど怖くない」と感じませんか？

ところが、心不全はじつは多くの人がリスクにさらされている病なのです。

この事実を知ったうえで、ぜひ日々の生活習慣を整えていきましょう。

心臓を休ませるのが一番いい

心拍数が高い動物は短命？

身体は、臓器を含めて大きな変化を嫌います。変化に対応するために、あらゆる負担に耐える必要があるからです。

人の心臓は、通常１日に10万回鼓動を打っています。１分間で60～１００回です。でも、鼓動は人によってばらつきがあり、50回の人もいれば１００回を超える人もいます。運動習慣がなく太り気味の人は、座っているだけでも１００回を超え、少し歩けば１２０～１３０回になることもあります。

このように、心臓はその人の身体の状態や環境に合わせて、鼓動を速くしたり遅くしたりしています。鼓動のペースを「心拍数」といい、心拍数が多いほど心臓が疲れ、短命になりがちです。心拍数が高いから短命とは言い切れませんが、大きな影響を与えていることはたしかです。

交感神経がアクセル、副交感神経がブレーキ

いずれにせよ、心拍数を上げすぎると心臓に負担がかかります。この負担をコントロールするのが「**自律神経**」で、これには「**交感神経**」と「**副交感神経**」があります。

交感神経は、生死を分けるような「狩り」に出かけているような状態です。興奮したり緊張したりしているときに心臓がドキドキするのは、心拍数が上がっている証拠。このときは交感神経が副交感神経より優位になっている状態です。

一方、副交感神経には身体をリラックスさせる働きがあります。家でテレビを観ながらくつろいでいるときなど、休息中のリラックスした状態のとき、副交感神経が優位になり、心拍数が下がるのです。

この2つが身体の状況に合わせて、アクセルとブレーキのようにバランスを取りながら働いています。ただ、交感神経が優位になる状態が続くと心臓に負担がかかります。心不全の患者さんの場合は、交感神経が活性化するほど死亡率が高くなってしまうのです。

心拍数に注意して心臓を健康に保つ

自律神経は、心臓だけではなく全身の機能に影響を与えています。心臓に限っていえば、交感神経の動きが抑制されているとき、つまり副交感神経が優位な状態が、心臓にやさしい状態です。

通常の心拍数が80程度の人は、交感神経が優位に働くと一気に120くらいまで上がります。この状態が続くと、健康な人であっても心臓にかかる負担は甚大。心臓に病気をもっている人はなおさらで、心拍数が上がる激しいトレーニングをすると、ひどい不整脈を起こすことがあります。

ですから、自律神経をコントロールしながら、「心臓のリハビリ」（96ページ参照）をする必要があるのです。実際に心筋梗塞の治療では、薬を使って交感神経の働きを抑え、鼓動をやさしく一定に保つようにします。

「私は健康だから大丈夫」と高をくくるのは禁物。健康な人でも、自律神経が乱れると、心臓をはじめ、内臓に想像以上の負担をかけてしまいます。

心拍数の変化は自分でも計れるので、日頃から意識して生活しましょう。

では、自律神経を整えて心拍数を下げるには、具体的にどのような方法があるのでしょうか？　一般的には次の2つの方法があります。

①運動療法

運動を習慣にすると心臓が鍛えられ、心拍数は下がってきます。マラソンの選手には、心拍数が1分間に20～30回の人もいるくらいで、心臓は鍛えれば鍛えるほど、ゆっくりとした鼓動になります。肥満気味の人も同じで、運動療法で心拍数を整えていくことができます。

②投薬療法

薬の力で心拍数を下げられます。心筋梗塞などによく使われる薬に、「ベータブロッカー」があり、交感神経の働きを抑えて心拍数を下げる働きをします。

すごく気持ちいいことも心臓に悪い

胸のドキドキは心臓に負担をかけている

スポーツ観戦で熱狂する、サプライズパーティーで感激する、友人と集まって大騒ぎするなど、「快感」に見える行為も、じつは心臓には負担になります。どんなに心躍るような出来事でも、交感神経が優位になって心拍数が上がってしまうからです。

このときに放出される「**カテコラミン**（**カテコールアミン**）」というホルモンには、次の3種類があります。

・**アドレナリン**………危険を感じたときや、ジェットコースターのようにスリルを感じたときに放出される。

・**ドーパミン**…………楽しい、気持ちいい、やる気が出る、といった快楽を感じたときに放出される。

・**ノルアドレナリン…**ストレスホルモンとも呼ばれ、感情が激しく揺さぶられたり、強度の肉体労働でストレスを感じたりしたときに放出される。

カテコラミンが放出されると、動悸や発汗を促します。「胸の高鳴り」「手に汗握る展開」といった最高の気分も、心臓には負担に…。

アドレナリンやドーパミンは、意欲や快楽につながるのでポジティブにとらえられがちですが、ノルアドレナリンもあります。私たちが「気持ちよくなりたい」と求めた刺激が、じつは心臓に負担をかけるホルモンも出しているのです。

狭心症は楽しい感情でも起きる

気持ちの状態が影響して発症する心臓病に「**狭心症**」があります。これは心臓の血管が細くなる病気で、症状のあらわれ方によって病名が異なり、「異型狭心症」は、日本人の高齢女性に多いものです。

通常の狭心症は、心臓の血管である冠動脈が物理的に細くなって血液の流れが滞るものですが、異型狭心症は、大きなストレスを受けて冠動脈が刺激され、交感神経が活性化して冠動脈が細くなり、胸が苦しくなるのです。

これはストレスだけでなく、楽しい感情でも起こります。快感や刺激にあふれた生活をしている人は、交感神経が常に活発状態で、心臓に負担がかかりがちです。狭心症などのリスクを減らすためにも、日常生活の刺激を少し抑える必要があります。

テレワークが心臓に悪いこともある

心臓にいい生活とは、「大きな変化のない、おだやかな生活」です。心臓が弱っている人が恐怖番組を観たりジェットコースターに乗るのも、心臓に負荷がかかる行為。

では意外なところで、コロナ禍で急増しているテレワークを考えてみましょう。

興奮状態を引き起こしやすい人混みを避ける意味ではよさそうですが、家にいることで得られるリラックスよりも、いつもと違うということでストレスが勝ってしまうのであれば、心臓にいいことではありません。

ジェットコースターのようにわかりやすく判断できるものもあれば、テレワークのように一見心臓によさそうなものでも、人によってはかならずしもそうではないというケースもあるのです。

心臓が弱まると全身が不調になる

心臓はすべての臓器の中枢機関

心臓の仕事は、収縮と拡張で血液に酸素を乗せてその血液を全身に供給することです。心不全で心臓が弱くなると、身体に必要な酸素を十分に供給できなくなります。

血液が指先まで十分にめぐらなければ、真っ青になって動きにくくなってしまいますね。臓器も同じで、肺に酸素が届かなければ息切れします。貧血の人や生理後の女性の息があがるのは、体内に酸素をうまく運びきれないからです。

心不全も貧血も、もとをたどれば血液が原因。ですから心不全の患者さんには、かならず採血して貧血がないか調べます。貧血の場合、いくら心臓をよくしても血液がめぐらないので、貧血の治療も一緒に行うのです。

心不全の人に便秘が多いのも、心臓が弱まると大腸や小腸にわたる血液が半減して、腸の働きが低下することが原因。食べたものが便になるまでに時間がかかり、便秘になってしまうのです。

血液はそれくらい重要で、その血液を全身に運んでいるのは心臓です。心臓の動きが半分になれば、全身に供給できる血液も酸素の量も半分に。すると身体の運動機能も内臓の機能も半分に低下してしまうのです。心臓は全身の中枢機関ということです。

私は、心不全の患者さんには「心臓のパワーが半分になると、血液も半分しか運べません。そうすると腎臓にわたる血液も半分になり、腎臓のパワーもダウンしてしまいます」と説明しています。

腎臓は尿をつくる臓器ですから、腎臓の機能が低下すること＝尿をつくる力も弱くなるということ。尿が出にくくなると、全身にむくみが出ます。ここがポイント。なぜなら、脚がむくむ人は、心臓が弱っているというサインの可能性があるからです。

心臓が悪い人に水の多量摂取は毒！

心臓が弱くなると腎臓も弱くなるということは、健康によいとされている「1日2リットルの水を飲む」ことも、心不全の患者さんには真逆、毒ということになります。

たとえば、心臓の働きがいつもの半分しかない人が水を1リットル飲むと、尿は半分しかつくれません。すると、排出されなかった0・5リットルが身体の中にたまり続けます。そして、脚がむくむだけでなく肺のまわりに水がたまり、やがては呼吸すらできなくなってしまうのです。

ですから心不全の患者さんには「水は1日1リットルも飲まないでくださいね」と伝えるのです。心臓が弱い人にとっては、過度の水分摂取は毒を飲んでいるのと同じ。

水の飲みすぎで身体に水分が残ってしまった患者さんには、よく利尿剤を投与します。ただ、尿の排出は促されますが、そもそも腎臓の機能が低下しているので、さらに腎機能を低下させることに…。ですから、本来いい治療法とはいえません。

心臓が弱っている人にとっては、「水をたくさん飲むのはいいことだ」という誤った認識を正すことが、完治への第一歩。

一般的によしとされていることが、残念ながら高齢者や心臓を患っている人には該当しないのです。

心拍数も血圧も「高い」のは危険！

心拍数は心臓病治療のカギとなる

心臓は、心房2つと心室2つの4部屋に分かれています。各部屋の間には「僧帽弁《そうぼう》」「大動脈弁」「三尖弁《さんせん》」「肺動脈弁」があります。

まず、肺からきれいな血液が心臓に送られ、心臓のポンプ機能で血液が全身に流れていきます。血液と一緒に酸素をはじめ、身体を機能させるために必要なエネルギーを送り届けます。全身をめぐって汚れた血液は、肺できれいにされ、再び心臓から全身を循環します。このように、心臓は血液を全身に循環させる臓器なので、「循環器」と呼ばれています。

心臓は、鼓動を1日に約10万回、死ぬ瞬間まで打ち続けます。心拍数と寿命の関係に明確な根拠はありませんが、心拍数には心臓が耐えうる上限があり、鼓動が速いほど心臓がすぐに限界を迎え、短命になると言われています。逆に、鼓動がゆっくりならば、その分長生きするわけです。

こうした背景から、**現在の心臓病治療では、「投薬治療などを通して心拍数を抑え、心臓を休ませよう」という考え方が一般的です**。医療は日進月歩で進化しているので、今後また新たな治療法が登場するかもしれません。

私が研修医になった２０００年頃は、心臓が弱い患者さんには「ベータブロッカー」などの心拍数を下げる薬は与えなかったのですが、いまは投与されています。心臓を扱う循環器医にとって、心拍数は常に観察すべきテーマなのです。

血圧を測ると、「上の血圧」と「下の血圧」の横に「脈拍」が記されていますね。患者さんは血圧を気にすることが多いのですが、医者はそれ以上に**心拍数**を見ます。脈拍は、身体の各部の血管が1分間に拍動する回数を指しており、**脈拍数＝心拍数**としてとらえています。この心拍数が、体調の変化を鋭敏に察知するものだからです。

たとえば、風邪で体温が上がったり息切れしたりするたびに、心拍数が上がります。身体の状態で簡単に上下するため、心拍数がそれほど高くなかった人がいつもより10や20高いと、「何かあるかもしれない」と疑うきっかけになるのです。

脈拍数＝心拍数に気をつけていると、体調との関係が体感できるでしょう。

血圧を生み出す心臓と、心臓を苦しめる血圧

もちろん**血圧**も重要です。血圧は「血管を内側から外側へ押すパワー」のこと。たとえば、血圧が正常値である100～120であれば、そのパワーで血管を押し広げているというイメージです。

ですから、血圧200というのは、血管を内側からとんでもない力で押し広げているということ。血管はゴムのようなもので、負担をかけすぎると動脈瘤ができたり、長期間放置すると破裂したりする、恐ろしい病気につながります。これが、「血圧を日々チェックし、しっかりコントロールしよう」といわれる理由です。

そもそも、血圧を上下させているのは心臓です。血圧は二の腕で測定するので、血圧が100であれば二の腕に100の山があるというイメージです。

心臓から手の先へ血液を供給するために、100の山を越えていきます。ですから、血流を送り出す大元である心臓は、120くらいの血圧で血液をギュッと絞って、二の腕の100の山を越えさせ、指先まで血液と酸素を供給しているのです。これが200の山と

なると、心臓は２２０や２３０の血圧で血液を供給し続けることに…。

こう考えると、心臓に相当な負担がかかっていることがわかりますね。負荷のかかった心臓をエコーで見ると、心臓の壁がとても厚くなっています。筋力トレーニングをすると鍛えた部分が太くなるのと同じで、心臓も強い力で収縮を繰り返せば厚みが増すのです。ふつうは7ミリくらいなのに、12～13ミリになっていたりします。

医者は、心壁の厚い心臓を発見すると、「この人は高血圧の期間が長かったはず。心臓が弱っているかもしれないな」と予想します。心臓も厚くなりすぎると、広がったり閉じたりする動きがにぶくなるのです。

このように血圧を生み出している心臓が、結果的に心臓そのものを傷めてしまうことがあります。これは、高年齢者に多い「高血圧性の心不全」という疾患につながります。心臓と血圧は、このようなデリケートな関係性にあるのです。

塩分コントロールで血圧を下げる

ここまでの話は、「上の血圧」についてです。「下の血圧」は、血管のしなやかさや柔らかさをあらわします。ただ、下の血圧を下げるのはとても難しいのです。

上の血圧と下の血圧は連動しているので、上の血圧がある程度下がらないと下の血圧も下がりません。ですから、とりあえず全体的に下げることになります。そのために必要なのは、**塩分コントロール**です。血圧を上げる塩分を控えれば、血圧は自然に下がり、血管が柔らかくしなやかになります。

塩分を摂ると喉が渇くのは、体内の塩分量が高いため。このとき身体の中では、塩分を薄めるために、水分を外に逃がさないようにしています。すると、血管内の水分も増えて、血管は風船が膨らんだ状態に。これが塩分で血圧が上がるカラクリです。

塩分摂取を控えて血管内の塩分が排出されると、ため込んだ水分も一緒に身体の外に出ていくため、結果として血圧が下がります。心不全の治療で使われる利尿剤もこれとまったく同じで、血液中の塩分を尿と一緒に出す作用があります。

睡眠時無呼吸症候群で心臓が危ない！

睡眠時無呼吸症候群には心臓発作が多い

睡眠中に呼吸が10秒以上停止する状態を「睡眠時無呼吸」といいます。ほとんどの場合、いびきをともないます。いびきをかいている間はうまく呼吸ができず、身体に酸素を十分取り込めないので、熟睡できません。睡眠中に脳の酸素不足が続くので、日中起きている間、眠気が襲いウトウトしてしまいます。

睡眠中には、頻繁に呼吸が止まっている状態です。呼吸が止まって1分ほどたつと体内の酸素濃度がかなり下がり、命の危険を感じた身体はあわてて呼吸をしようとして、結果的にいびきをかくのです。

このとき、心臓は心拍数を上げて対応しようとします。通常なら、眠っている間、心拍数は一定に保たれているのですが、呼吸が止まって酸素濃度が低くなると、不足した酸素を供給しようと心拍数を上げてがんばろうとするのです。

睡眠中は一定の心拍数で安らいでいるべきところですが、無呼吸で心拍数が上下運動すると、心臓は休まりません。ですから、睡眠時無呼吸症候群の人は心臓発作になる確率も高いのです。

いびきの回数が1時間40だと危険

睡眠時無呼吸症候群は、1時間あたりのいびきの回数で重症度が分けられます。「いびきの回数が多い」ということは、「無呼吸の時間が長い」ということなので、いびきの回数が多い人ほど重症度が上がります。

目安としては、**1時間で4回までが「正常」、20回になると「中等症」、40回を超えると「重症」になります。**重症の場合、毎分呼吸が止まっている計算です。

こうなると、気道が狭くならないようにする治療専用のいびき防止マスクを着けて睡眠する必要があります。重症になると保険診療の対象になりますが、そもそもの心臓病を予防するための国の施策なのです。

心臓がよくなる生活習慣をつけよう

「上質世界」でストレスをなくす

「上質世界」という言葉があります。「その人が望む世界」「好感を持てる世界」のことです。「人は自分が求めている世界を得るために行動するよう遺伝子に組み込まれている」という考え方で、私はこの考え方にとても共感しています。

このことを人間関係の面からとらえてみましょう。相手が持っている上質世界を理解し、距離感を測って人間関係をよくすると、ストレスがなくなります。このことが、結果的に心臓にも負担が少なくなることにつながるのです。

みんなが、相手の求めているものを理解し、そこにアプローチするように行動すれば、ストレスは薄れ、心臓病も減ります。

ところが、人は多かれ少なかれ「他人を変えたい」という欲望を持っているもの。これは、相手にとってはストレスでしかない。だからこそ、相手が自ら変わろうとするようにアプローチする必要がある。――これが上質世界の考え方です。

医師が患者さんの上質世界を理解し、ストレスが少ない状態で人間関係や生活を営むためのアドバイスまでできたら、もっと人のためになる医療ができるのではないかと私は感じています。

ストレスフリーは子育てにもいい

「動悸がする」「胸が痛い」と言って受診される患者さんの6割は、じつはどこも悪くありません。話を聞いてみると、家庭や仕事、生活環境のストレスにさらされている人ばかり。その**ストレスの元になるものを外していけば、状況は一変します。**

子育ては、上質世界を取り入れるにふさわしい場所です。親は子どもを自分の思うように変えようとすることがあります。このやり方では、幼児期には通用しても、中学生くらいになると衝突が起こります。これは親にとっても子にとってもストレスですね。

親の判断はすべて、自分の経験から生まれるもの。よかれと思って助言しても、それが本当に子どもの求めるものではなければ意味がありません。

子どもが求めていることに沿ってアプローチすれば、親子の関係もよくなります。これはすべての人間関係に当てはまること。子どもも大人も日々ストレスにさらされています。一人ひとりのストレスが軽減すれば、心臓の刺激も軽減され、心臓病で苦しむ人の数も減少するでしょう。

心臓にはとくに適度な運動が大切

私のクリニックでは、**「食事」「運動」「呼吸」「脳」「睡眠」**の５つに関する生活習慣を整えることを提唱しています。ベースとなるのは、**食事**と**運動**です。これに呼吸、脳、睡眠が運動し、全体がバランスよく整っていくのです。

「好きなものを食べて、しっかり運動をすればいい」という意見もありますが、医師の立場から言えば、そんな都合のいい話はありません。これは、ダイエットでも血糖値のコントロールでも同じです。

どれかひとつをがんばってコントロールするのではなく、それぞれの項目をバランスよく整えたほうが、結果的にはすべてがうまくまわっていくのです。とくに心臓は、全臓器、身体の機能に影響するため、５つのうちどれかが欠けても病気のリスクが高くなってしまいます。

私のクリニックでは、2階をすべて運動用のスペースにしています。「こんな病院は珍しいですね」とよく言われますが、**心臓病の患者さんにとって運動は大切なのです**。多くの医師が同じ思いでしょう。それでも日本で運動療法が広がらないのは、公的な社会保険、医療保険では、保険が下りないからです。病院経営で考えるとコストがかかるばかりの治療法ですから、大半の病院では実施できないのです。

幸いにも、心臓リハビリについては、一部公的保険が適用されるため、やり方次第では経営も成り立ちます。とはいえ、それなりのスペースや人員も必要になってくるため、二の足を踏む医者が多くなります。

こうした事情はほかにもいろいろあります。しかし枝葉末節にとらわれず、本当の医療を実践したいという思いから、私のクリニックでは運動療法に踏み切りました。来院される140人ほどの患者さんは、みなさんとても元気になっていきます。

診察だけでは、どうしても「適度な運動をしましょう」というアドバイスで終わってしまいます。医者側は言って終わりですが、患者さんは「適度」がわかりません。結果、自己流で運動して、症状を悪化させてしまうのです。今後、国のサポートがしっかり入ることで、運動療法ができるクリニックが増えることを願っています。

薬を飲む前に５つの生活習慣を

保険と同じような事情は、治療薬の世界にもあります。
医者にとっても患者さんにとっても、「症状を抑えられる」という点で、薬には大きなメリットがあります。逆にいうと、薬に頼らない治療は取り入れにくいということでもあります。

しかし、病を根本的に改善していくには、薬の前の土台づくりが不可欠。それには、

「食事」
「運動」
「呼吸」
「脳」
「睡眠」

の５要素すべてを意識することです。

病気にならないためのことにお金をかけたほうが、健康寿命を延ばせて、介護保険のコストも減らすことができます。できればこちらに力を注いでいきたいものです。

第2章以降では、私が実施する心臓病治療の5つの要素についてお伝えしていきます。

第2章

心臓がよくなる「食」の習慣

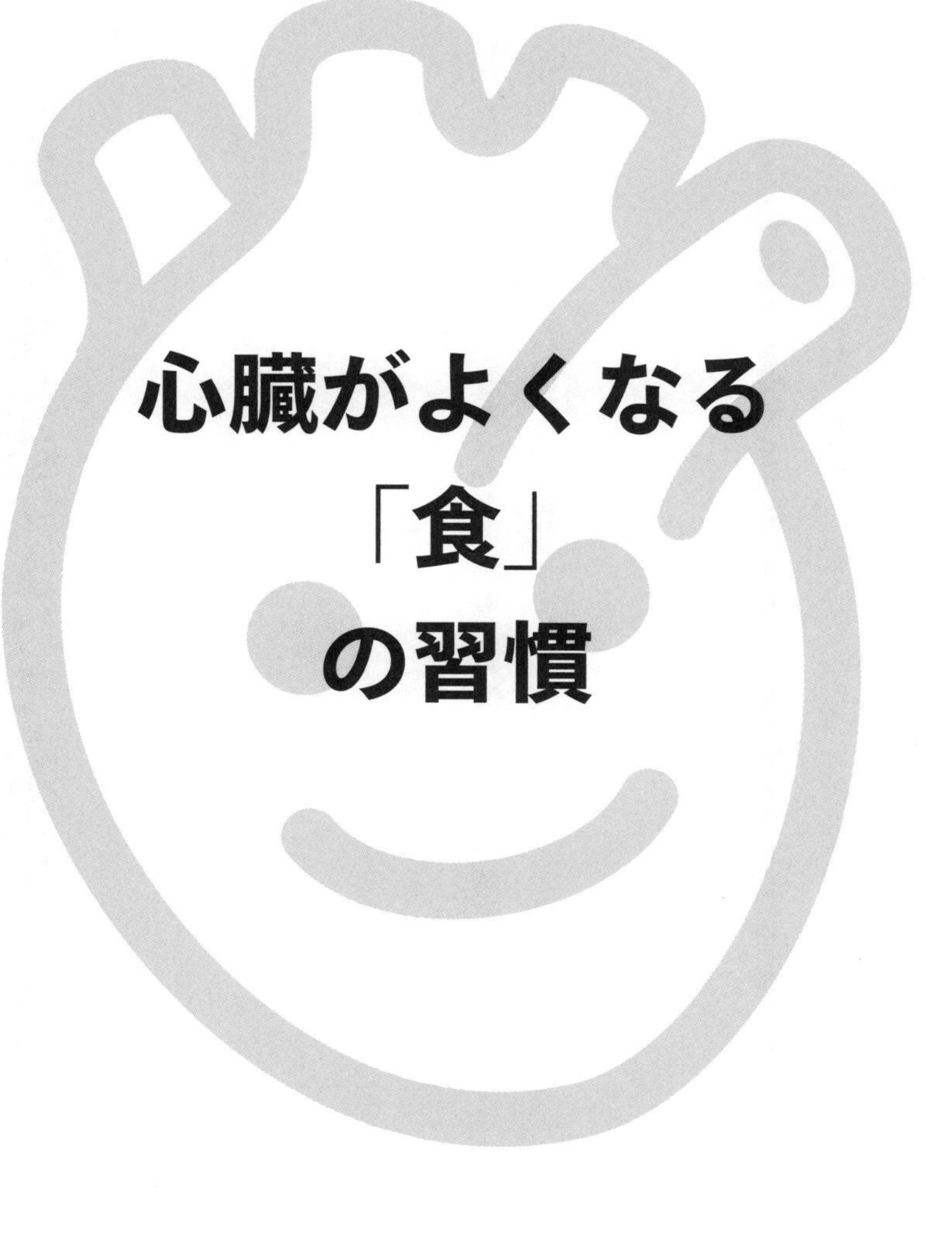

「糖分」は血糖値を急速に上げて心臓を弱らせる

心臓と食事には深い関係がある

心臓は全身のポンプ役です。血液を循環させて、食事から摂った栄養素や水分を全身に送り届けています。

炭水化物などの「糖分」の多い食事ばかりを摂り続けていると、血糖値が高くなります。これが動脈硬化につながり、最終的には脳梗塞や心筋梗塞をはじめとした血管病を発症してしまうのです。

「糖分」となる炭水化物の代表の食パンは、そのまま食べればまだいいものの、ジャムをたっぷり塗った食パン・菓子パンともなると、パンとは名ばかり。ほぼ「砂糖をまぶしたお菓子」です。菓子パンの原材料を見れば、通常の炭水化物に砂糖をプラスして食べているようなもので、食事として食べるなら、白いご飯のほうが身体にとってはるかにいいのです。

また「塩分」は、多く摂りすぎると高血圧になったり、ひどい場合は心臓病にかかってしまうことも…。心臓病の人には、「味噌汁の汁やうどん、ラーメンなどのスープを絶対に飲まないでください」とかならず説明しています。スープ類は、余計な「水分」に加え「塩分」まで摂ることになってしまうからです。

「脂肪分」は、摂りすぎると血管を詰まらせます。とくに飽和脂肪酸やトランス脂肪酸が含まれているマーガリンやショートニングは避けてください。パンやケーキ、ドーナツ、ポテトチップスや揚げ物、それからラクトアイスと表示されているアイスクリームにも多く含まれています。

すべての病気は食事という、日々積み重ねられる生活習慣と密接に関係しています。あなたの食生活を振り返って、偏っているなと感じたら、食生活を整えなさいというサインです。

糖分（炭水化物）、塩分、水分の過剰摂取が身体にどれだけの悪影響を及ぼすか、もう少し解説していきましょう。

炭水化物は血糖値を上げる

先ほども解説したように、**血糖値を上げる最大の要因は糖分（炭水化物）です**。この摂取量が多くなると、「血糖値スパイク」（ご飯を食べたとき、血糖値が急上昇する様子）が多く見られるようになります。１日３回の食事で、ご飯を食べるたびに上下を繰り返し、その変動が大きいほど身体に大きな問題を起こします。

正常な人の血糖値は90～１４０（㎎／dℓ以下略）ですが、炭水化物の摂取量が増えると、この幅が大幅にぶれて、さらに日々繰り返されると5～10年で病魔がしのび寄ってきてしまうのです。

病気にかかるまで症状はまったく出ないので、大切なのは日々の食生活です。では、血糖値スパイクを防ぐには、どのような食事が効果的なのでしょうか。

キーワードは「おだやかな食生活」、つまり、血糖値を乱高下させない食生活です。そのためには、炭水化物の量もありますが、摂るタイミングも重要になります。

おすすめは、食べてから寝るまでに2～3時間空けること。消化にかかる時間は、白米な

血糖値の上下の原因は「食」にある

普段の血糖値

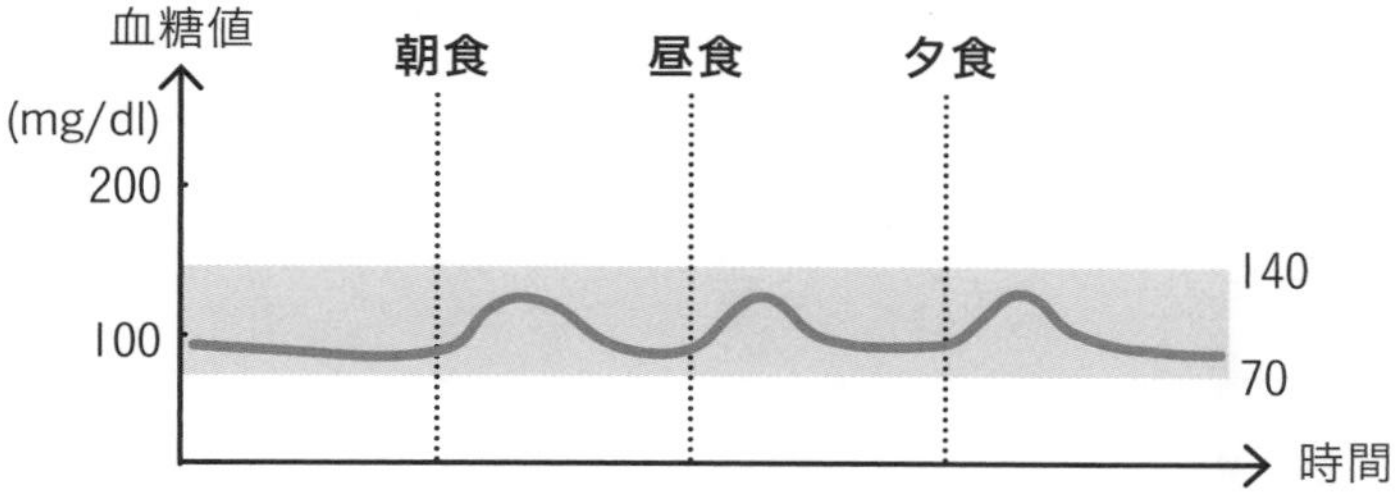

糖尿病患者さんの血糖値

初期の糖尿病

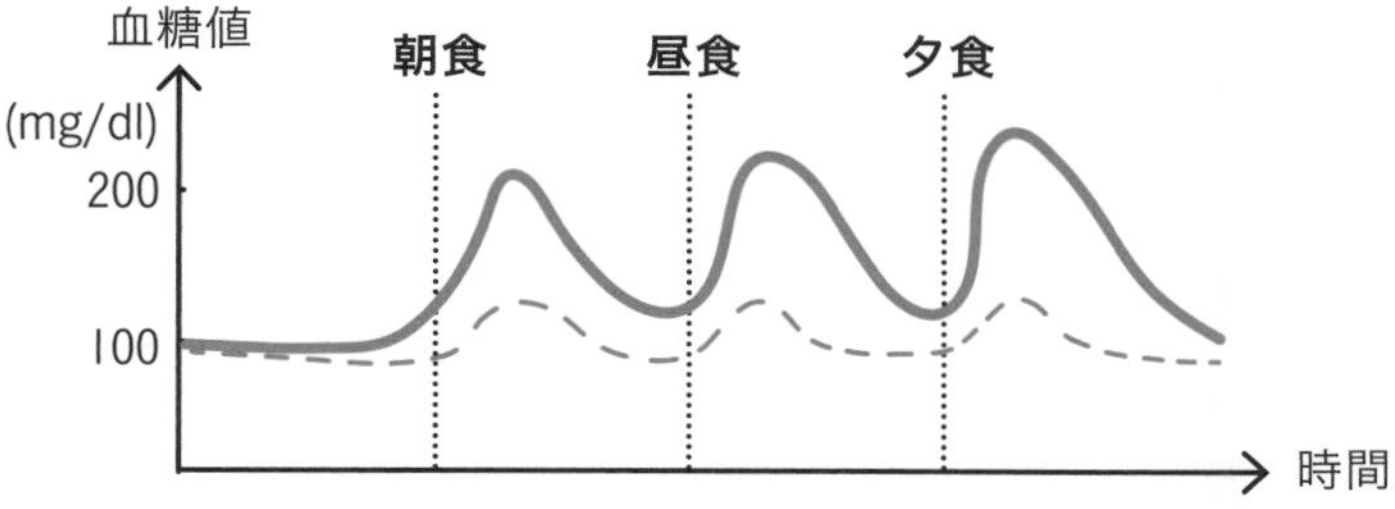

進行した糖尿病

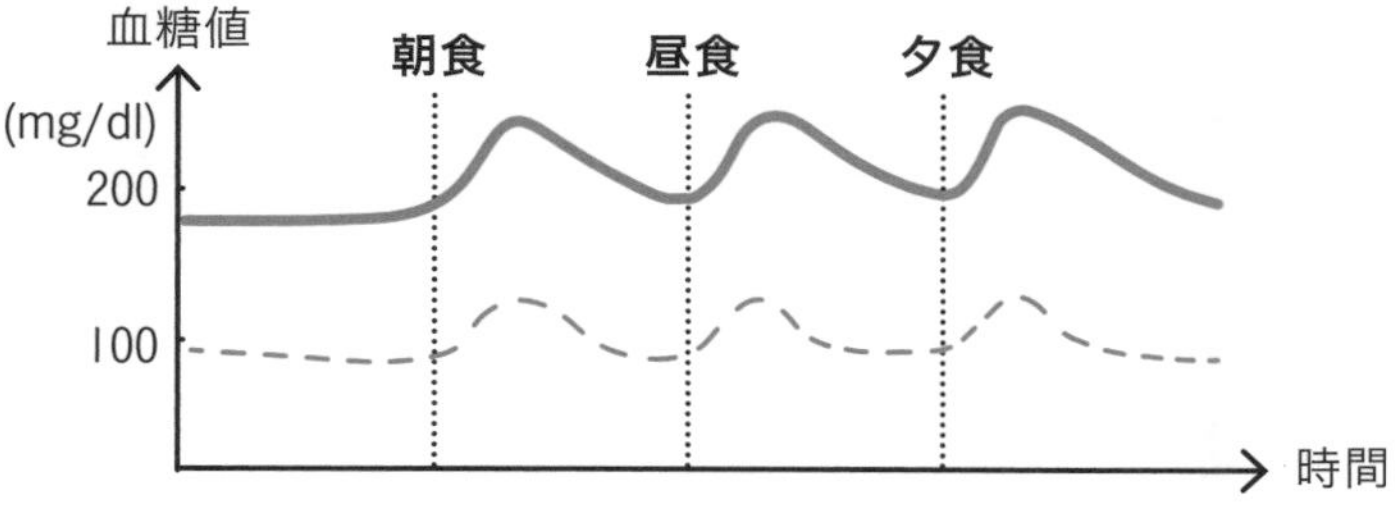

※日本糖尿病協会資料より作成

ら2～3時間、肉なら5～6時間です。ですから、寝る直前に食べると、睡眠中にも、消化のためにずっとお腹が働かなければなりません。

ところが睡眠中は、起きているときより消化器官の動きがゆっくりになります。このとき、ご飯の栄養素を全部吸い上げるため、血糖値が上がりやすくなってしまうのです。

起床時の血糖値は、前夜のご飯から時間が空くので100くらいですが、晩ご飯を食べてすぐに寝る人は110、130、150と上昇する傾向があります。

ですから、起床時に150とか200という数値が出たら異常なのです。

これは、「食事のタイミングがズレていること」「寝る直前に炭水化物をたくさん摂ってしまうこと」からきています。食べたものがお腹の中に残ったまま朝を迎える食生活をしている人に、このような異常値が出るのです。

日中に炭水化物を摂ることは、夜ほどは気にしなくてもいいでしょう。

血糖値をコントロールするには、食事療法のほか、運動療法なども重要な手段となってきます。運動については、第3章以降で詳しく説明します。

糖尿病の本当の怖さを知っていますか？

糖尿病なら「血糖値スパイク」に注意

血糖値の正常値は１００程度です。ご飯を食べればかならず上がりますが、これを下げるインシュリンというホルモンが同時に出るため、基本的には横一線の数値で推移します。

血糖値が上がったことを膵臓が察知し、上がりすぎた血糖値を抑えるためにインシュリンを出し、インシュリンが効き始めたあとにぐっと下がるのです。

このときの問題点は、下がるスピードと傾きにあります。たとえば血糖値３００が１００に下がるのと、１５０が１００に下がるのとでは、傾きが違います。

さらに同じ上がり方・下がり方でも、炭水化物を消化してゆっくり上がってから下がるのと、清涼飲料水を飲んで一気に上がってインシュリンの働きで一気に下がるのとでは、傾きが違います。**傾きが急なほど、さまざまな症状が出やすくなるのです。**

ところが糖尿病になると、インシュリンを出す膵臓のパワーが落ちるので、糖分を摂りすぎると血糖値が急上昇することに。その上昇率が高いほど酸化作用が強くなり、血管を錆びつかせてしまいます。これが血管の病気や心臓病を引き起こすわけです。

ですから糖尿病の治療では、身体に大きなストレスがかかる血糖値スパイクのコントロールがポイントになります。**食事のたびに「血糖値が100から300まで上がり、また100に下がる」という生活をやめる必要があるのです。**

人の身体は、本来変化を好みません。睡眠時無呼吸症候群の話でも触れましたが、体内の酸素濃度や心拍数と同じように、血糖値も大きく上下するよりも、おだやかでフラットなほうがいいのです。これが本来の健康的な数値のあらわれ方です。

常に一定なほうが身体にはやさしいので、食生活も波が立たないようなものが好ましいわけです。

血糖値が高止まりすると糖尿病になる

本来、血糖値はフラットに推移するものですが、①食べすぎ、②インシュリンで血糖値を下げられない、といったことで、急激に上下することがあります。

②の例として、もともと痩せていて遺伝的に膵臓が小さい人、１型糖尿病のように子どもの頃からインシュリンの注射を打たなければならない人、手術で膵臓を取った人のような、物理的に血糖値を下げられない人は、薬や注射をやめることができません。

血糖値が高い状態が長時間続いて血液が錆びつき、合併症が起きるのが「糖尿病」です。血糖値が高くても１日や２日であれば、身体はびくともしません。でも、その状態が続くと、身体がゆっくりと蝕《むしば》まれていき、血管をはじめとしたすべての臓器を弱らせてしまうのです。

血糖値は、左右どちらの手から採血しても同じ数値になります。耳たぶや足先で採血しても同じです。血液は身体全体をめぐっているので、異変があれば臓器は一律にダメになっていくのです。臓器には強いものと弱いものがあるので、症状や所見が出る順番にズレはありますが、基本的にはすべての臓器がやられてしまいます。

糖尿病の人工透析者は平均生存率50％

血糖値の異変による全身への影響が大きいのは、腎臓です。

腎臓がダメになったら生きていけなくなるので、**人工透析**をしなければなりません（でも、まだ腎臓だから代替する方法があるわけで、それが心臓であれば命が尽きることになります。ほかの臓器もそうです）。

人工透析になった人の5年生存率は約50％、平均2年半です。糖尿病の人が人工透析になって10年、20年ということはかなり少ないのが現実です。

例外として、腎臓だけが悪いために小学生くらいから人工透析をしている人なら、その後30年、40年と生き延びることはあります。ほかの臓器は健康だからです。

でも糖尿病の場合は全身の臓器が弱ってしまうので、腎臓だけがたまたま人工透析で代替できているというだけなのです。

このように、**糖尿病は怖い病気です**。

定期検査をしていると、全身にいろいろな合併症が出てくることもわかっています。

ですから、臓器を順番に検査して、合併症が出ないようにコントロールすることが必要不可欠。

じつは、これが糖尿病治療の本当に大変なところなのです。

糖尿病の血糖値の目安

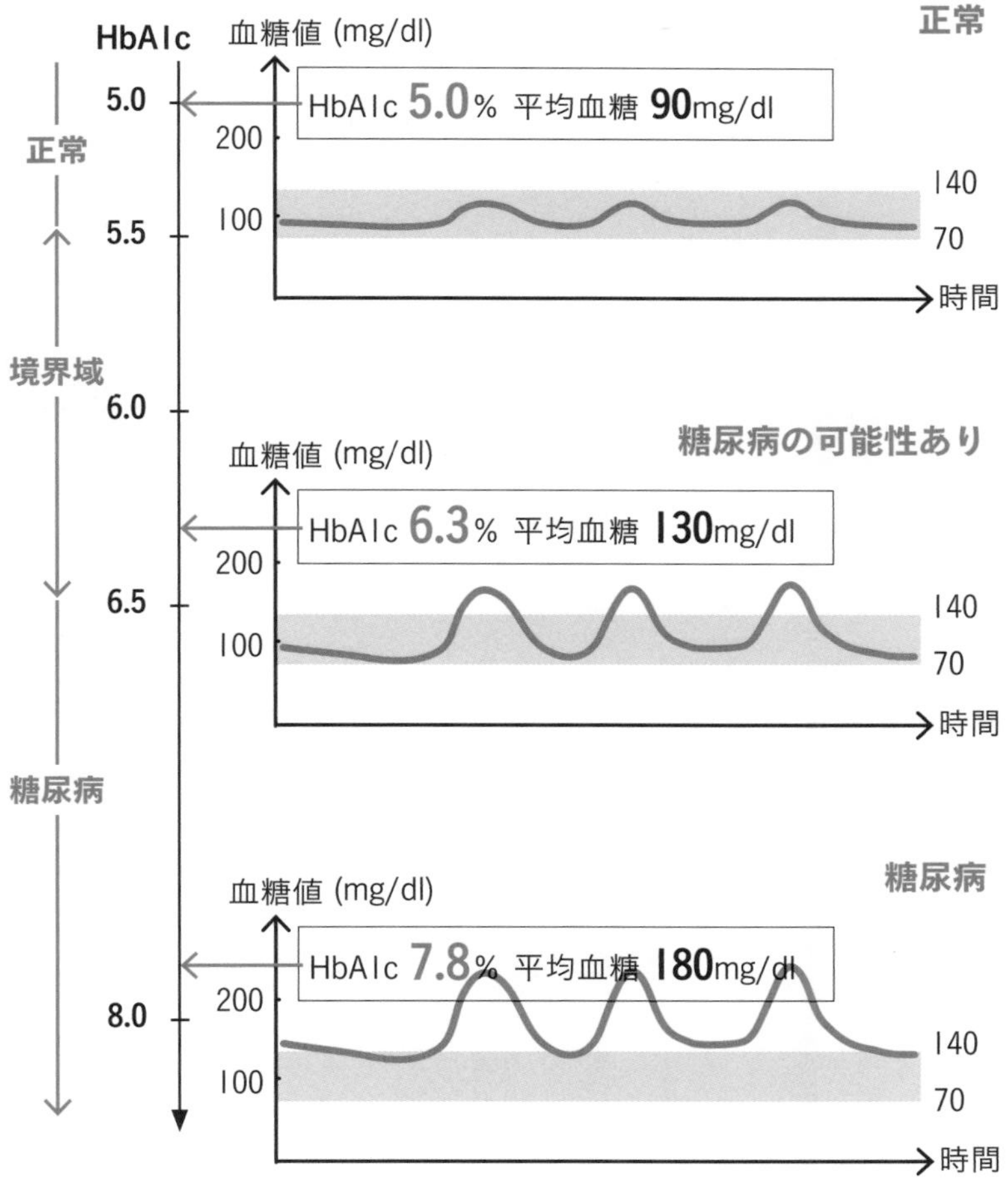

※日本糖尿病協会資料より作成

糖尿病は自覚症状なく進行していく

糖尿病などの自覚症状がない病気の患者さんは、何も知らずに清涼飲料水を飲んで症状をどんどん悪化させてしまいます。元気なつもりでいても人工透析になり、「**寿命はあと2年半です」という段階になっても現実味がわいてこない**のです。

事実を知っても、「症状がなくて元気なんだから2年半しか生きられないなんて信じられない」と思うはずです。そのギャップをいかに患者さんにわかっていただくか、ということも医師の仕事です。

私は循環器の治療をしながら糖尿病の治療もしています。心筋梗塞であれば胸に痛みを感じるので、患者さんが病院に来れば治療を始められます。ところが糖尿病の人は、血糖値が300~400あっても、うっすらと喉が渇く程度。糖尿病は、病気の重症度と自覚症状とのギャップがとても大きいのです。

ちなみに、**内科医の私が一番なりたくない病気は糖尿病です**。自覚がなく合併症に苦しむからです。

まずは、身体に毒になるものを摂らない。それが大病を防ぐ第一歩です。

糖尿病対策は食事の量を減らすこと

糖尿病の治療では、高くなった血糖値を下げていく治療をしますが、考え方を変えて血糖値を上げないようにすれば、そもそも下げる必要性がなくなります。じつはこのように考え方をシフトすることが、糖尿病治療のポイントになります。

血糖値が上がる原因はほぼ食事なので、その量によって上がります。上がった血糖値を下げるために、膵臓はインシュリンをつくります。この血糖値の上下が大きく傾かないようになっているのですが、食事の量が勝ってインシュリンが少なくなると、バランスが崩れて血糖値が下がりません。

そのバランスをいかに整えるかが、糖尿病治療なのです。

ランチのあとに眠くなるのは低血糖だから

「**反応性の低血糖**」という症状をご存じでしょうか？

高血糖に反応する形で低血糖になることをいいます。

血糖値が100で正常値であっても、あるところから急激に100まで下がったのであれば低血糖症状は出てきます。

低血糖の場合は血糖値が70以下になるのですが、100でも120でも低血糖の症状は出ます。理由は、下がる前の血糖値が高すぎて、血糖値が急激に下がることで身体がびっくりするからです。

その顕著な例が、ランチのあとの眠気です。

このとき感じる眠気やだるさ、イライラは、ストレスホルモンが出ることで感じる低血糖症状なのです。急激な血糖値の低下が交感神経を活性化させて、血糖値を下げてしまうのです。

「塩分」は血圧と心臓に大きく影響する

高血圧が続くと心不全になる

心臓は、血圧そのものを生み出しますが、**血圧は上半身に血液を届けるときと下半身に血液を届けるときなど、場所によって変動します。**

私が患者さんに血圧の話をするときには、「山」にたとえます。

正常な人の血圧は１００くらいです。この１００という山を越えた向こうにある手の指先へ血液を運ぶには、心臓は１２０くらいの力で血液を押し出す必要があります。

ところが、血圧が１５０くらいの高血圧の人は、１５０という山を越えて指先に血液を届けなければなりません。このとき心臓は、１８０くらいの力でギュッと収縮する必要があるのです。

こう考えると、高血圧がいかに心臓に負担のかかる症状なのかがわかりますね。

心臓は１日に10万回ほど鼓動を打ちますが、血圧１７０〜１８０でギュッと収縮し続けると、心臓の壁はどんどん分厚くなっていきます。心臓は筋肉でできているため、強い力で動くほど固く分厚くなっていくのです。

正常な心臓の壁は8㎜ほどですが、高血圧の人は10㎜、なかには12～13㎜になる人もいます。これは、エコー検査などですぐにわかるので、壁の厚い心臓の人を見ると、すぐに高血圧であることがわかります。

若い人なら、心臓の壁が多少厚くなってもとくに影響はありませんが、高齢者には大きな障害が出ます。心臓が前後左右に広がりにくくなってパワーダウンするのです。その状態が長い間続くと、「心肥大」「心拡大」、最終的には「心不全」という状態に陥ります。

このように、心臓と血圧は切っても切れない深い関係です。

そして血圧に大きく影響を及ぼしているのは塩分。すなわち、私たちの口から摂り入れる食事に、すべては起因しているということになるのです。

日本人の食生活は塩分摂取量が多い

日本人は塩分の摂取量が多い民族です。ガイドラインでは1日6gが推奨されています

が、平均摂取量は1日9・9g（男性10・8g、女性9・1g、2019年）です。

とくに、働き盛りで外食が多い40代の男性には、1日15gを摂っているという人も…。ただ、本人にとっては普通の食事なので、塩分を摂りすぎているという自覚がありません。食パン1枚には塩分が1g、菓子パンなら1・5～2gが入っています。カップラーメンなら麺だけで3～4g、汁の中にも塩分が入っているので、全部食べれば8gほど。これだけで1日の摂取量を簡単に超えてしまいます。

でも、こういった事実はあまり知られていません。そのうえ、人の身体は塩分を「おいしい」と感じるようにできています。外食はその最たるもの。「おいしい」と感じてもらわなければ商売にならないので、塩分を多めに入れるのです。

仕事などで外食の機会が多い30～40代の塩分摂取量が多いのも頷けますね。

高血圧は腎臓機能の低下でも起きる

高血圧は、腎臓機能の低下でも引き起こされます。**人工透析をしている人の4割強が糖尿病、2割弱が高血圧が原因で人工透析となります。**つまり約7割が糖尿病か高血圧が原因になるわけですが、これには根拠があります。

腎臓には、血圧をコントロールし、摂りすぎた塩分を身体の外へ出して血圧を正常に戻す役割があります。ところが、腎臓のパワーが落ちて腎不全になると、血圧をコントロールできなくなります。高血圧になると、腎臓のパワーはさらに落ち、ますます高血圧になるという悪循環に…。

そうならないように、塩分コントロールをしながら投薬治療をするのですが、薬をこれ以上は増やせないというレベルになると、腎臓はもう使い物になりません。

そこで残された手段が人工透析です。人工透析には血圧を下げる強力な力があるので、そうするしかなくなってしまうのです。

すべての人がここまでひどくなるわけではありませんが、**塩分の負荷が高血圧の一番の原因になるということは否めません。**

「水分」を体内にため込むと心臓に悪い

水を毎日大量に飲みすぎると心不全になる

心臓はポンプの役割をしていますが、過剰に摂取した水を一気に処理することはできません。たとえば、口いっぱいにお茶をためすぎると飲み込めなくなりますね。心臓も同じです。収縮を繰り返す中で、広がりすぎると、必要なものを出せなくなる。つまり、血液を心臓の外に送り出せなくなってしまいます。これが**心不全**なのです。

こういった状態は、水分を過剰摂取することで起こります。

心臓は冬場・加齢で水分負担が重くなる

心臓をはじめ、内臓は季節ごとにかかる負荷が変わります。夏場は、たくさんの汗をかきますね。これは、身体の外に出る水分量が増えるということ。ですから、**夏場は心臓に**

とってやさしい季節といえます。

一方、冬場は汗をかきにくくなるので、水分が外へ出るルートが尿だけになり、体内に水分がたまりやすくなります。そのため、**冬場は心不全が多くなる**のです。

心臓への負荷は、年齢によっても変わってきます。若くて心臓や腎臓の機能が元気な人は、水分を多く摂っても汗や尿が普通に体外に出ていきますが、年齢を重ねると発汗機能は落ち、心臓も腎臓の力も落ちていきます。

身体に摂り入れた水分のうち、体外に出なくなった「残りカス」は、重力の影響で足から徐々にたまっていきます。足がむくむのは、そういったメカニズムによるものです。むくみがひどくなると、太ももやお腹まわりがむくみ、そのあとは肺のまわりに水がたまっていきます。すると呼吸がしにくくなり、即入院ということに…。

内臓のパワーに見合った量の水分摂取が大切だということがわかりますね。

むくみの原因は水分や塩分の摂りすぎ

「夕方になると足がむくんでしまう」という人は多いのではないでしょうか。立ち仕事の時間が長いと、重力の法則で水は下に落ちます。夜眠るとき、横になれば体内の水分は横一線になるので、朝になれば足のむくみは解消しています。ところが、むくみが重症化すると、朝になっても治りません。

患者さんの中でも、午前中に来院されたときには全然むくみがなく、「夕方になるとむくむのです」と訴える人は、まだ症状が軽めです。逆に午前中の診療なのにむくみがあれば、少し重めの症状と判断して診療にあたっています。

足のむくみを感じて診療に来る人のほとんどが、「水の飲みすぎ」か「塩分の摂りすぎ」によるものです。 これが8、9割くらいを占めるのではないでしょうか。

塩分の摂りすぎ＝ほぼ水分の摂りすぎと同じ。塩分を摂ると、身体に水分をため込んでしまうので、結局は水分を摂りすぎたのと同じことになるのです。

むくみは、心臓のほか腎臓、甲状腺、肝臓など内臓のトラブル、貧血が原因と考えられます。そのため、あらゆる可能性を想定し、身体中の臓器をくまなく調べます。

ところが、いくら調べても悪い部分が見つからないことが多く、栄養士の先生に話を聞いて、「塩分や水分を摂りすぎている人がほとんどだ」ということがわかりました。ですから、**むくみを解消したければ、塩分や水分の摂りすぎをやめればいい**ということです。

ところが、「塩分や水分の量をコントロールできない」「どうしてもやめられない」という人には、あえて利尿剤を処方します。そうすることで、毒となった水分を外に出すのです。

ただしこれは、タバコが好きで吸って病気になった人を治療するのと同じ。こういった医療をあまりしてはいけないと思いますが、治療を通して、患者さんとの認識のズレを整えるようにはしています。

これが、実際の医療の現場で起こっていることなのです。

利尿剤はなるべく使わないほうがいい

利尿剤を使うと、腎臓に負担がかかります。すると腎機能が落ち、さらに落ちれば尿が出にくくなり、薬を増やすことに…。

このような悪循環に陥って、終着点が人工透析になってしまうのです。

水を1リットル飲んで水分が尿や汗として体外に５００cc出たとすると、残りが体内にたまります。これが足のむくみにつながります。このたまった分を体外に出すために、利尿剤を使うわけです。

利尿薬は高齢者や腎機能が落ちた人に使う薬で、弱った腎臓を刺激して尿を無理やり出させるもの。使えば使うほどますます機能が低下してしまうのです。

この悪循環に陥らないためには、そもそも５００cc分の水を飲むようにすること。そうすれば、利尿剤を使う必要はなくなります。

これを「**飲水制限**」といって、水分量をあえて制限するのです。

心不全の治療で行われる「飲水制限」

心臓の治療をするとき、心不全の人には「飲水制限」をかけます。とくに人工透析の人、人工透析目前の人には、**1日700cc**という厳密な制限をします。この７００ccには、薬を飲むときの水も、食事で摂る水分も含みます。すべてを合算して７００ccですから、制限するのはかなり大変です。

もちろん、味噌汁やスープなどの汁物で摂る分も含みます。ですから、患者さんには、「味噌汁の汁は、お願いだから飲まないでください。具だけ食べてくださいね」と伝えています。

味噌汁の汁は塩分の残りカスと水分なので、心臓にとって悪いものが両方入っています。また、醤油をつけて食べる漬物も避けるべきです。

これ以外にも、人工透析の人、人工透析になる直前の人は、10種類以上の薬を飲まなければいけません。薬を飲むだけでも水が必要なのに、それも含めて700ccというのは非常に厳しいと思います。飲水制限中の患者さんの口の中を見せてもらうと、かなりカラカラになっているのです。

水分も塩分同様に摂りすぎは禁物

塩分には、水分を吸着する働きがあるので、塩分を摂りすぎると、身体から水分が出なくなります。

塩辛いものを食べると、尿の量が減ってしまうのです。梅干しを食べたあとに水分がほしくなるのも同じ理由からです。

塩分をたくさん摂ると、同時に水分も体内に入ってきます。血管のなかに水分が入ってくるのです。そうすると、血管が広がります。このとき発生する圧力が血圧です。血圧は、血管の内側から外へ押し出す力で、塩分を摂りすぎると、その圧力も高くなります。ところが、水分は体外に出ないため、むくみとなって症状にあらわれるのです。

では、「高齢者に最適な水分摂取量は？」と問われると、一概には言い切れません。身体の大きさや性別によっても違い、腎臓や心臓の機能でも適量は異なります。

ですから、一律に「これくらい」と言うのは難しいのですが、私は診療のときに「**1日に1リットルちょっと**」と伝えています。

実際、臨床の現場では、心不全の人は「水を1日1リットル」といいます。それで物足りない人は、1・2〜1・5リットル弱くらいは許容範囲ですが、実際のところはわかりません。

ですから、「水を1日○リットル飲みましょう」という巷の情報を鵜呑みにせず、適量は人それぞれ異なることを覚えておいてください。

自分にとって最適な水分量を知る方法

毎日同じ服装、時間で体重計に乗る

自分の最適な水分量を知る方法はひとつだけ。**毎日同じ時間に同じ服装で体重計に乗る**ことです。

水分が体外に出る経路は汗か尿。入ってくる量と出ていく量のバランスをチェックするのです。これしかありません。

私は、心臓の弱い人や心不全の患者さんには「心不全手帳」を渡して、毎朝の血圧、脈拍に加えて体重を記入して持ってきていただいています。

体重まで細かく記入する理由は、先ほどの水分量の話もありますが、「**不感蒸泄**《ふかんじょうせつ》」という日常生活で自然に失われる水分があるからです。

夏場は汗をかきやすいので、通常600~700ccくらいの汗をかきますが、冬場は

３００ccくらいです。このように季節で不感蒸泄にズレがあります。

失われる水分量が汗＋尿とすれば、夏場は冬場よりも水を多めに摂れるはずなので、夏場に体重が落ちないようにコントロールしていくのです。

もし「心不全手帳」から昨日より今日は体重が減っているということがわかれば、もう少し水を多めに飲むように伝えます。

理想的なのは、体重が横ばいで推移するように飲む水の量を調整すること。

適量は個人で全然違うので、具体的にどれくらいというよりも、こういった方法のほうが間違いは起こらないでしょう。


また、同じ人でも2〜3年もすれば、体重や適切な水分量も変わるので、その人の現在の心機能・腎機能に合った水分量の設定が必要になります。適切な水分量は年々変わるので、一概に「これだ」とはいえないということです。

だからこそ、**毎日自分の血圧、脈拍、体重を測り、適切な水分量を把握する**こと。これが自宅でできる唯一のことですが、これさえしておけば、あとは医者が管理してくれます。

汗をかきすぎないのが熱中症対策

塩分や水分をコントロールしている人は、夏場の**熱中症**にも気をつけなければなりません。お伝えしてきたとおり、塩分や糖分の含まれるスポーツドリンクなどは、血管にとっては大敵です。では、どの程度飲んだらいいのか。それは、人それぞれです。

本音をいえば、**熱中症にならないような生活をする**ことが理想です。

つまり、炎天下での外出は避け、クーラーの効いた場所で過ごすことです。20〜30年ほど前に比べれば、気温も上昇しているし、高齢者の割合も増えています。夏のピークのときだけでも、朝晩しっかりとクーラーをつけて、汗をかきすぎないような状態にしていれば、わざわざ体内の水分量をコントロールしなければならないという悩みは減るでしょう。

こうした環境づくりをするにはお金はかかりますが、入院費に比べれば、はるかに安上がりです。ちなみに「**心不全入院**」**1回にかかる医療費は、約100万円**です。

飲んではいけない〝悪魔の飲み物〟

清涼飲料水は「血糖値スパイク」の元

味付けされている食品には、かならず何か理由があります。

清涼飲料水は、見た目は透明な水でも、驚くほどの砂糖が入っていて、吸収力があまりにも強いので、簡単に血糖値スパイクを引き起こします。理由はほかにもありますが、清涼飲料水は避けたほうがいいでしょう。

私の診察室には、ひと目でわかるように、ペットボトルに清涼飲料水に含まれているのと同じ量の砂糖を入れて展示しています。適量についてはよくわかっていませんが、控え目にしたほうがいいでしょう。

リンゴジュースやオレンジジュースといった果物系のジュースも、基本的には砂糖入りのジュースと同じです。フルーツを絞った果汁がそのまま入っているものとはまったく違います。

仮に、果物をすりつぶしてつくった果汁100％であったとしても、糖分のかたまりであることに変わりはありません。血糖値は上がります。ほかの清涼飲料水に比べれば、食物繊維などがそれなりに入っているので、まだいいといったところです。

患者さんには、「香りや味が付いているもの、おいしいと感じるものは毒なので飲まないでください。**口にしていい飲み物は、水、麦茶、緑茶、紅茶、ブラックコーヒー**です」と伝えています。

ジュースの糖分はそのまま血液に流れ込む

炭水化物以外で血糖値が上がりやすくなる食材は、消化吸収をしなくてもいいもので、ジュースなどの清涼飲料水などがそれに当たります。**清涼飲料水を飲んだときの血糖値を見ると、衝撃を受けるくらいに急上昇している**ことがわかります。飲み物は、消化吸収というプロセスがほぼなく、そのまま血液に流れ込むからです。

飲食を通して糖分が血液中に入ると、血糖値は上がります。固形物は、胃などで消化されて、時間をかけて分解してから吸収されるので、血糖値はゆっくりと上がりますが、ジュースに入った糖分はそのまま血液に流れ込むため、血糖値は急上昇します。数値を見るとよくわかりますが、非常にショッキングな上がり方をするのです。

職業柄、こうした現状を日々見ているので、清涼飲料水など糖分が入った飲み物は、絶対に飲まないほうがいいとお伝えしておきます。

たとえ、「微糖」と書いてあっても、あくまでもジュースに比べれば「微」であるだけ。言葉の妙に騙されないようにしましょう。

栄養ドリンクも乳酸菌飲料も疑おう

私が子どもの頃、「24時間戦えますか？」という栄養ドリンクのＣＭがありました。でも、からくりを知ると、24時間戦えないことがわかります。**栄養ドリンクは、カロリーを大量に摂ることによって血糖値を上げて、目が覚めるような錯覚を起こさせるものです。**

その瞬間は、目が覚めたような気になるのですが、そこに落とし穴があります。血糖値は急激に上がったあと、急降下します。そのときに感じる疲れや眠気、イライラ感が、低血糖症状のような形であらわれるのです。

栄養ドリンクを何度飲んでも、眼が覚める感覚はずっと続くものではなく、毎日効くものでもありません。逆に、飲み続けることで常に血糖値が上がり続けるので、高血糖を引き起こすというかなり怖い状態を招いてしまうことがあるのです。

ほかにも、テレビCMなどで人気の清涼飲料水など、口にするときに香りや味が付いている飲み物は、欲望にまかせて飲むのではなく、一度立ち止まるという習慣をつけることが大切です。

乳酸菌飲料も、腸内細菌を育てるなどと健康的なイメージがありますが、じつはたくさんの砂糖が入っているので、血糖値が上がってしまう一面もあります。広告では、いい部分だけがクローズアップされ悪い部分を出さないので、気づかないのです。

また、人気のカフェで提供されるドリンクも、使われている砂糖の量を知ったら、衝撃を受けるはずです。

スポーツドリンクもプロテインも腎臓に負担がかかる

最近は、10代、20代でも高血糖の人が増えています。

話を聞くと、部活のときに大きな水筒でスポーツドリンクを飲んでいるとのこと。こういう人の中には、**血糖値が６００から、場合によっては１０００を超える**人もいます。**そんな生活を続けていると30代半ばで腎機能が低下し、透析をしなければならなくなります。**

スポーツドリンクが絶対ダメということではなく、問題は量です。

夏場のスポーツドリンクは、熱中症対策として塩分を摂れるという点ではいいのですが、それと同じくらいの糖分を摂ることにもなるのです。

ですから、適度な飲み方を心がけ、飲みすぎないことが大切です。**スポーツドリンクは、身体によいイメージもありますが、ほかの清涼飲料水と同様、ものすごい量の砂糖が入っていることを知っておきましょう。**

スポーツや筋トレを激しくしている人の中には、**プロテイン**をたくさん摂っている人がいます。タンパク質を補って、身体を丈夫にしてくれるイメージがありますが、じつは、**プロテインの過剰摂取は腎臓を悪くしてしまう**のです。

プロテインは腎臓機能を悪くしないという説もありますが、夏場は脱水によって腎機能がかならず低下しがちなことを考えると、人工的につくられたタンパク質を過剰に摂取することはおすすめできません。

とくに、腎機能が低下している人はタンパク質の摂取を制限しなければならないので、プロテインを日常的に摂るのは控えてください。

ある症状の重い患者さんがプロテインの摂取をやめたところ、かなり改善したという例もあります。

コーヒーは適量をブラックで飲めばOK

コーヒーについては、「飲みすぎてはダメ」「飲んだほうがいい」という意見が混在しています。実際、1日の適量はまだわかっていません。私もコーヒー愛好家で、1日に2～3杯飲んでいますが、砂糖もミルクも入れません。ちなみに、カフェなどで提供されるコーヒーフレッシュは、ミルクではなく加工品なのでおすすめしません。

コーヒーに含まれるカフェインは、摂りすぎると自律神経系に影響を及ぼすので、バランスが大切です。不眠の症状が出るなら摂りすぎのサイン。自律神経が大きく乱れ、心拍数も上がってしまうので、飲む量を減らしましょう。紅茶はストレートで飲む分には問題ありません。

ちなみに、患者さんから「カロリーゼロの飲み物は飲んでいいですか？」と聞かれます。カロリーゼロといっても、厳密にはゼロではありません。「水やお茶ばかりなので、別の味がほしい」という人は飲んでもいいと思います。食生活は継続することが大切なので、それでストレスが解消されるならいいでしょう。

身体をむしばむ〝悪魔の食べ物〟

加工食品は百害あって一利なし

ハムやベーコン、ソーセージなどの加工食品は、簡単に調理ができて簡単に食べられるというメリットがある分、その裏には多くの落とし穴があります。実際、防腐剤や添加物、着色料といった発がん性物質が入っていることが明らかになっていて、そもそも摂るべき食材ではないのです。

冷凍食品も同じ。加工されていておいしいものには、何か落とし穴があります。練り物も、塩そのものがつなぎの役割をしているので、なるべく避けたいものです。コンビニのお弁当やおにぎりも、おすすめできません。

手軽に手に入る食べ物には、すべて何かが混ざっているのです。

心臓に関していえば、加工食品には非常に多くの塩分が入っています。おいしくできている、調理されているということは、裏を返せば、多くの塩分が使われているということ。さらに、リピーターをつくって売上を上げるために、あえて濃い味付けにして強い刺激があるのも特徴です。こうなると、身体にとっては百害あって一利なし。とくに心臓にはかなりの負担になります。

このように、**普段何気なく食べている加工食品などで、私たちはたくさんの塩分を体内に摂り込んでいます。こうした日々の積み重ねが、高血圧や心不全を引き起こしてしまうのです。**

成分表で塩分量をチェックする習慣を

日々の生活で、食べ物に塩分やナトリウムがどれくらい含まれているかを調べながら食材を選ぶことは大切です。商品パッケージの裏には成分表が明記されているので、塩分、ナトリウムがどれくらい入っているのかをチェックする習慣をつけましょう。

ガイドラインでは、１日の塩分摂取量の目安は６g。**ナトリウム４２０㎎が塩分１gに相当します。**コンビニのおにぎりの場合、１個につき塩分が１・２～１・５g入っています。

菓子パンも同じです。

ですから、おにぎりを2つ食べれば、それだけで3g弱の塩分を摂ることになります。1日の塩分摂取量の半分です。こう考えると、どれだけ多くの塩分を日々摂取しているかがわかりますね。

とはいえ、医者であっても、ケーキやお菓子などをまったく食べないということはありません。身体に負担になりすぎない範囲で食べます。

ただし、ポテトチップスなどの油で揚げたものは、ほぼ口にしません。微糖のコーヒーも、野菜ジュースや味付きの水も飲みません。

コンビニで手に取る食べ物も、ほとんどありません。

私の生活習慣は、知識の上に成り立っています。ここで紹介している食べ物の裏側を知ると、気軽に食べられないものが巷にはあふれていることがわかります。

人工甘味料にはコカイン以上の害がある

食品の成分表には**人工甘味料**がよく登場します。

代表的なものにアスパルテーム、スクラロースなどがあり、清涼飲料水に多く使われています。砂糖と比べてアスパルテームは２００倍、スクラロースは６００倍の甘さがありますが、カロリーはありません。しかし発がん性や知能低下などが指摘されているので、継続して摂り続けるのはやめたほうがいいでしょう。

人工甘味料にはこのほかにも、高い依存性、味覚の鈍化、身体が糖分を認識しなくなるといった弊害も指摘されています。依存性に関しては、砂糖よりもはるかに強く、コカインを上回るといわれています。そのため、人工甘味料を使った飲み物はやめられなくなってしまうのです。

人工甘味料が使われている食品は幅広く、ダイエットサプリメント、プロテイン加工食品、乳酸菌飲料、ガム、ノンオイルドレッシングなどがあり、使われていない食品を探すのが困難なほどです。購入する際に表示をよく見て、気をつけましょう。

毎日食べるもので身体が変わる

食物繊維を多く、野菜を先に食べる

「食事をするたびに血糖値が上がる」という事実は変わりませんが、上がりにくくするためには次の2つがあります。

①食物繊維を食べる
②食べる順番に気をつける

キノコ類やワカメ類、野菜などは食物繊維が豊富で、血糖値の上昇をおだやかにしてくれます。食事ではこれらの食材を先に食べるようにすると、血糖値の急上昇をかなり抑えられます。

炭水化物を食べるにしても、食物繊維が比較的多く含まれている玄米は、白米に比べると、血糖値を上がりにくくしてくれます。玄米を食べるときでも、野菜があるのであれば、玄米の前に野菜を食べるようにしてください。

炭水化物は朝昼晩のどこで食べるか

３食のうち朝、昼、晩のどこで炭水化物を摂るのがいいかについては諸説あります。私自身も、まだはっきりとはわかりません。

炭水化物を摂らなければ血糖値は上がらないのですが、それは現実的には無理でしょう。食事の約６割が炭水化物といわれる中で、それをたとえば2割くらいまで減らすとなれば、心理的にはかなりのストレスになります。炭水化物を減らせば、その分、肉などを増やさない限り、バランスが取れなくなります。はたしてそこまでする必要があるのか、ということです。

意識したいのは、「**ほどよく**」です。たとえば、晩に炭水化物をゼロにするのはよくても、3食すべてで炭水化物を摂らないという極端なやり方は長続きしません。「おだやかな食生活」というのは、「バランスよく食べる」ということでもあるのです。

食生活の改善は続いてこそ効果が出る

どんな食生活がよいかがわかっても、続かなければ意味がありません。よく「〇〇ダイエット」というのがあり、単品を食べ続けたり、何かを食べなかったりという食事をすすめていますが、結局は続きません。

「炭水化物ダイエット」は炭水化物を摂らないので、血糖値を上げることなく1週間～1カ月で体重が確実に落ちます。でも、ほとんどの人は続けられません。それほど身体には負担になるということです。

特別なことはせずに、当たり前のことを**継続する**。これが、身体にとってもっともやさしいのです。無茶なことをせず、炭水化物を摂りすぎず、極端に減らしもせず、体重も増えすぎず減りすぎず…というように、ゆっくりと変化していくことが継続のコツ。歩みはゆっくりでも、長い目で見れば確実に効果が出て、身体の健康を整えてくれます。

魔法はありません。ごく当たり前のことを当たり前にする。正しい食生活を**続ける**ことが、もっとも大切で効果が高い方法です。

食事回数は増やすほうが心臓にいい

１日３食がベスト

「1日の食事の回数は何回がベストか？」という議論は諸説あります。一般的には3回ですが、ダイエットのために2食にしても、経験上、量は3分の2になりません。

食事を2回にすると、1回あたりの食事の間隔が10〜12時間あくので、血糖値が急激に下がった状態で低空飛行をします。すると交感神経が活発になり、ストレスホルモンが大量に出るので空腹感を覚えます。そして空腹感に耐えられず、1回分の食事を多めに食べることになるのです。

このとき、食事を摂って血糖値が急上昇したあとに急激に下がるので、身体は黄信号を出します。血糖値が下がると、身体は空腹感というサインを出します。すると、身体は「食べたい」「食べないといけない」という反応をするので、結果的に食べすぎてしまうのです。

低血糖を起こすと、身体はバランスを取るために交感神経が活性化し、カテコラミンが出て心拍数が上がります。

血糖値が急激に低下すると、身体がストレスを感じてカテコラミンを出し、空腹感という形で低血糖症状を引き起こします。そのストレスに打ち勝つために、たくさん食べて血糖値を上げようとするわけです。

血糖値が上がると、精神的な充足感や満足感が高まります。厳密にいえば、元気が出たような気分になるのです。そのあとは時間の経過とともに低血糖になっていきます。これを繰り返すたびに、交感神経が活発になり自律神経が乱れます。

交感神経が活発であるということは、脈が上がっている状態なので、身体は休まっていません。ご飯を食べているとき、家でゆっくりしているときは、本来は副交感神経が優位になり、脈拍も下がり、静かに動きます。ところが、食事のせいで交感神経が乱れて脈が上がると、心臓が休まらなくなってしまうのです。

日々のこうした何気ないことの積み重ねが、心臓に負担をかけているわけです。

こう考えると、1日3食よりも2食のほうが、多くの量を食べているかもしれません。1

日2食となると、その分血糖値の上下が急激になり、水分など吸収するものが増え、体重も増加します。

身体のポンプの役割をしている心臓は、全身に負担がかかる急激な変化を嫌います。**水分や塩分の吸収による血糖値の変動という視点からは、1日2食よりも3食のほうが好ましい**のです。

胃がんなどで胃を摘出した人は、食事の回数を1日5〜6回、3〜4時間おきに少しずつ食べる「分食」を指導されます。回数を増やすのは、血糖値を大きく上げないためです。長時間空腹感が続いたあと、一気に食事を摂ると血糖値は大きく上がり、身体に大きな負担になります。

胃の役割は、食べたものを3〜4時間かけて胃酸などの消化酵素で少しずつ揉み砕いて十二指腸へ流していくこと。つまり、一度プールしておく場所なのです。その場所がなくなると、食べたものがそのまま十二指腸に送られ、そこから小腸へ流れ込むことで、食べた成分がどんどん血管に入り、血管が膨らみます。この急激な変化で、ふらつきや眩暈などの症状が起こります。これを「**ダンピング症候群**」といいます。

血糖値が上がりやすい人は、1回あたりのご飯の量を半分にして、食事の回数を5〜6回に分けて少しずつ食べるようにしましょう。そうすれば、血糖値があまり上がりません。交感神経も整い、脈拍も上がらずにすみます。動悸も起きず、イライラしにくくなるといった効果も期待できます。

食事は、血糖値の上昇を大きく左右する習慣のひとつ。血糖値の急激な上昇と下降を毎日繰り返すことは、心臓にとって大きな負担です。大切なのは、この血糖値の変動を抑えることです。

ちなみに、「痩せる」ということが目的であれば、1食あたりの量を減らすのがいいでしょう。適正体重にまで落として、今度は体重が増えないように日々の食事をコントロールするのです。食べすぎてしまったら、翌日や翌々日に食事の量を減らし、元の体重に戻します。

悪玉コレステロールは絶対に下げる

ときには薬で対応する

コレステロールには**悪玉**と**善玉**があります。悪玉は、肝臓でつくられたコレステロールを全身に運ぶ働きがあり、増えすぎると動脈硬化を起こします。善玉には余分なコレステロールを回収する働きがあります。

これらに対する考え方は諸説ありますが、日々心臓を治療している臨床医の私は、**悪玉コレステロールは絶対に下げるべきだ**と考えています。

悪玉コレステロールの基準値は、本人の状態によって、１６０、１４０、１２０、１００㎎／dℓなどいろいろあります。一般的な健康診断の基準であれば１４０㎎／dℓであることが多く、これを超えると赤信号のサインです。

しかし、「一次予防」というまだ病気を発症していない人や、動脈硬化が起きていない人であれば、目標数値をもう少し高く設定してもいいでしょう。すでに動脈硬化が起きていて、狭心症や心筋梗塞、脳梗塞などの症状が起きている人なら、１００以下であることが望ましいですね。

この１００を超えていたら、医師は「大丈夫かな？　下がらない特別な理由があるのかな？」と考えてみます。薬が合わないのかもしれないというアプローチをするのです。例外を疑うくらいのレベルの話としてとらえます。

もちろんこの数値が２００を超えていたら、医師として罪を感じてしまいます。症状が重い人は70を切ることが大切です。以上がスタンダードな考え方です。

このように、悪玉コレステロール値のコントロールが必須であるため、数値を下げる薬を飲んでいる患者さんは多くいます。日本人が開発した「スタチン」という薬は、かなり有名です。身体にやさしく悪玉コレステロール値を下げてくれ、たくさんの患者さんが服用しています。

食事より規則正しい生活で予防する

重要なのは、**善玉コレステロールが悪玉コレステロールより圧倒的に多くなければいけ**

ないということです。これが逆転すると、心筋梗塞や脳梗塞、狭心症などの動脈硬化性疾患が起こりやすくなります。量的には、善玉コレステロールが40以下になると赤信号です。

そのためには、規則正しい生活をすること。タバコを吸わない、睡眠を十分にとる、適度な運動をする、ストレスになることを極力排除するといった当たり前のことを徹底します。魔法はなく、これが予防策なのです。

「卵は食べないほうがいいですか？」「油分はやめたほうがいいですか？」といった質問をよく受けますが、じつは**食事で悪玉コレステロールを下げることは意外に難しい**のです。

質の悪い油を使っているならば、それをやめれば少しは改善するでしょうが、コレステロールに対する食事の影響はせいぜい１～２割ほど。コレステロールは肝臓でつくられるので、その人が持っている体質的な要素がかなり大きいのです。

薬と運動でコレステロールを下げる

体質的な影響が大きいコレステロールは、２つの方法で下げることができます。

１つめは**薬**。今はいい薬があるので、医師に相談し、上手に付き合っていきましょう。２

つめは**強い運動**。問題は、動脈硬化性疾患が起きている人には高齢者が多く、高齢者には軽いジョギングでも行うのは難しいことです。ですから、薬の力を借りてコレステロールを下げるほうが現実的という人が多くいます。同時に、定期的に検査を受け、薬の効果を確認することです。

悪玉コレステロールは、コントロールしにくいものです。１００とか70を下回るには、薬なしでは難しいでしょう。

悪玉コレステロール値は、加齢やそれにともなう運動能力の低下とともに徐々に上がっていくものです。加齢以外では、生活習慣が大きく影響します。これは自分で管理できる部分です。それでもコントロールできない場合は「スタチン」などの薬を使う。これが適切なコレステロールとの付き合い方です。

第3章

心臓がよくなる「運動」の習慣

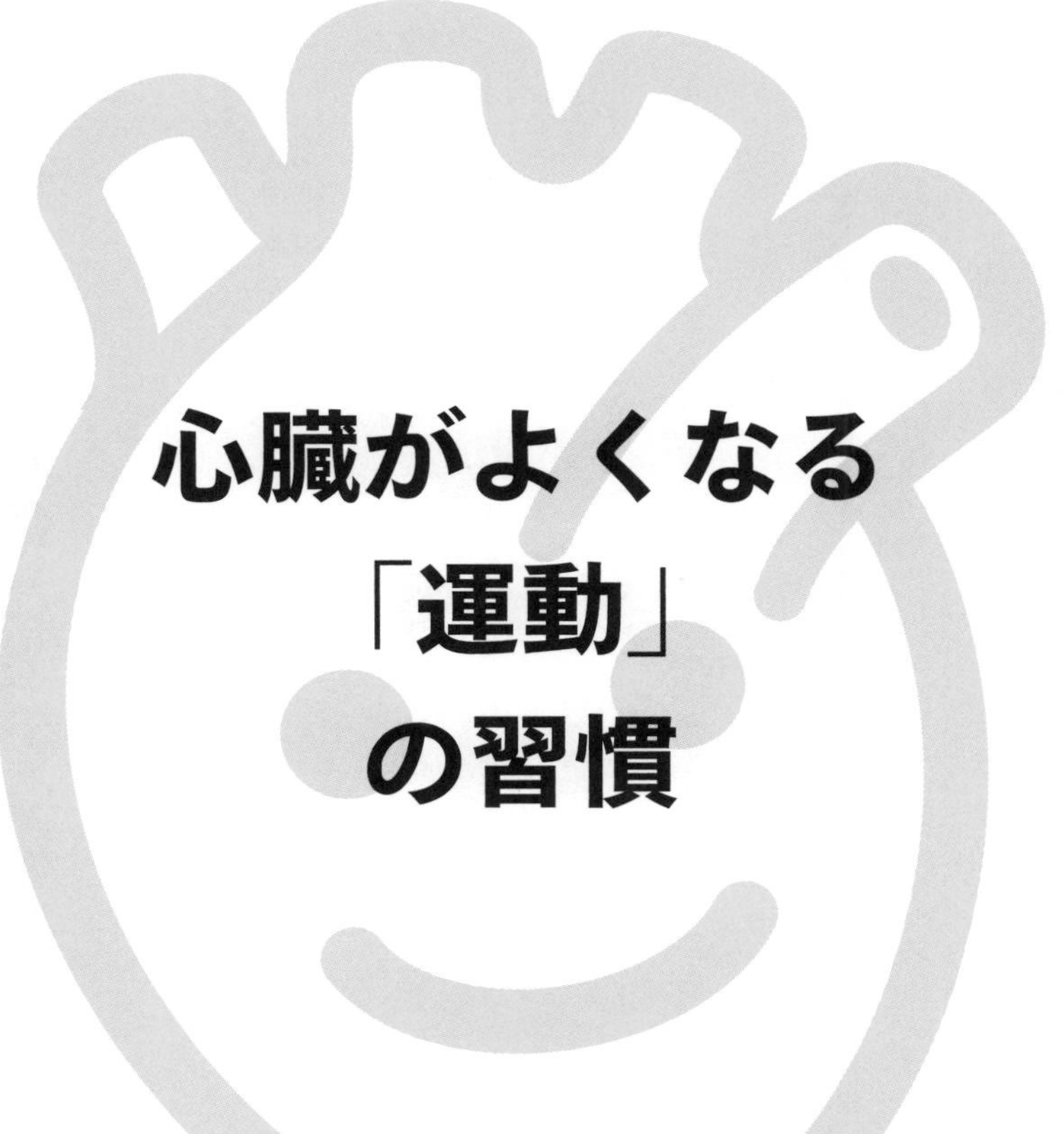

運動でしなやかな血管と強い心臓をつくる

強い心臓が自律神経を安定させる

適度な運動は、血管をしなやかにし、動脈硬化のスピードを抑えてくれます。

そして、血糖値の急な上昇や乱降下を防ぎ、酸化ストレスを軽減させる抗酸化作用もあります。

でも一番の効果は、**自律神経を安定させる**こと。

心拍数の上がりすぎ、下がりすぎを抑え、心臓の負担やストレスも減らしてくれます。

運動することで、心臓をいい状態にできるのです。

また、運動をしていると、心臓そのものが鍛えられます。

日々ジョギングをしている人は、心拍数がとても低いのです。逆に心拍数が高い人は、心臓に負担がかかっている証拠。病気の回復力が弱いことにもつながります。

ただ、運動をする習慣がない人がいざ運動を始めると、運動直後に脈拍が上がり、激しい動悸の症状が出てしまいます。

たとえば、脈拍が通常80回／分の人が少し運動するだけで、１３０～１４０回／分にまで上がり、その急激な変化を身体が嫌がって、気分が悪くなることがあります。運動が心拍数を下げるのに効果的とはいえ、人によっては運動が続かなくなってしまいます。

心臓は、とにかく変化を嫌う臓器です。血糖値が乱降下することをいやがります。動脈硬化を引き起こす血糖値スパイクは、まさにその象徴。心拍数が急に上がって、下がるという急激な変動は、心臓に負担がかかります。

このような人でも運動は必要なので、短期的に脈拍を抑える薬を処方すると、動悸の症状も出なくなって、苦労せずに運動を続けられます。高齢者はそもそも心拍数を下げなければならないほどの運動をするのは難しいので、だいたいは薬で脈拍を下げるのがおすすめです。

睡眠時無呼吸症候群にも運動が効く

1週間に150分「速めのウォーキング」をする

睡眠時無呼吸症候群は、睡眠中に呼吸が一時的に止まってしまう病気です。たとえば、1分ほど呼吸が止まったとしたら、その間、酸素濃度が低い血液を身体に循環させることになるので、身体は心拍数を上げて薄まった酸素を全身に送ろうとします。その間は心拍数が上がり、酸素が少ない状態を改善しようとしますが、限界にくるといびきをかいてでも空気を取り込もうとします。

すると、体内に酸素が入り、酸素濃度が濃い血液になるので、その後いったん、心拍数が下がります。そのあと、また無呼吸の状態になったら、同じことを繰り返します。

本来、眠っている間は心拍数は一定でおだやかなはずですが、睡眠時無呼吸症候群の場合は、心臓はなかなか休まりません。眠っているときも、日中起きているのと同じ状況をつくっているため、心臓発作が起きることが多いのです。

ここでも普段の運動が効きます。**心臓を鍛えれば、ゆっくりではありますが日常の心拍数は下がってきます**。

運動習慣がある人の場合、安静時の心拍数は60～80くらいですが、運動をしない人は100前後。安静時の脈拍数が100前後の人が運動すると、簡単に140～150くらいに上がり、動悸が激しくなり、運動どころではありません。

このような人は、いきなり激しい運動をするとつらくなり、運動を続けられなくなってしまいます。ですから病院では、運動でつらい思いをしないように、控えめな運動から始めて、徐々に慣れていくようにするのです。

運動習慣があるかないかの判断の目安は、「**速めのウォーキング**」です。1週間に150分の速めのウォーキングをしているかどうかが基準です。毎日20分にするのか、1時間以上の長めのウォーキングを週に2回するのかは、個人の好き嫌いやスケジュールで決めましょう。これを目安に運動習慣を取り入れてみてください。

心臓は休ませるより動かしたほうがいい

心筋梗塞の治療のポイントは、かつては患者さんをベッドに寝かせて心臓を徐々に落ち着かせていくことでした。

ところが徐々に「心筋梗塞であっても、心臓は動かしたほうがいい」という説が強くなり、今では「**心臓のリハビリ**」という考え方が広まっています。

なぜなら、心臓を休ませることでほかの臓器に影響が出るからです。心臓だけなら安静にするのがいいのですが、逆に歩けなくなることがあるのです。

現在は「すぐに歩く」「リハビリは早くに始める」という考え方が主流になっています。この「心臓のリハビリ」で状態が改善することは、データでも証明されています。

ただ、運動をして心臓を休ませないことが大事とはいえ、心筋梗塞などでダメージを受けた心臓なので、心臓の状態や年齢、筋肉量などをもとに、適切な負荷量を見極め、しっかりしたリスク管理のもとで安全に行います。

たとえば、心筋梗塞の人が重いバーベルを持って、血管が切れそうなほど力むと、血圧が上がって交感神経が活性化し、カテコラミンが出て、不整脈を起こします。

実際、高齢者が健康保持のためにスポーツジムなどでトレーニングをしている最中に、緊急搬送されることが多くあります。

お風呂で不整脈が起きるのも、同じ理由です。心臓に見合わない負荷をかけると、血圧が上がって不整脈を起こすのです。

自分の判断だけでよかれと思って動いていると、思わぬ不調に見舞われることもありますから、医師の処方に従いながら過ごしたいですね。

心筋梗塞の人は座ることから始める

心臓への負荷を少しずつ上げていく

心筋梗塞の人の運動は、最初はベッドの上に座るだけ。そこから「1～2m歩いてみる」→「10m往復する」→「50m歩く」→「100m歩く」。そして1週間くらいたったら「シャワーを使う」→「お風呂に入る」という流れで心臓への負荷を少しずつ上げていきます。

じつは、シャワーは心臓への負荷が大きく、お風呂はシャワー以上に負担がかかります。心筋梗塞の患者さんには、お風呂は退院直前の「検査」という位置づけになっています。お風呂で不整脈が出ないことが確認できたら、自宅でお風呂に入っても大丈夫と判断し、退院となるのです。

このように、運動の処方は安全を担保したうえで、徐々に負荷を上げ、ステップアップしていきます。心臓を鍛えるための運動といっても、「負荷をかければいい」「がんばればなんとかなる」といった精神論でコントロールできるものではありません。とくに高齢者は心臓も歳をとっているので、注意してください。

まったく運動をしないと心臓は弱まる

もし、まったく運動をしなかったら、筋力がそぎ落とされ、心臓だけでなく全身の状態が悪くなってしまいます。

体重を落とすのにもっとも簡単な方法は、運動をせずに筋力を落とすことです。でも、そうすると基礎代謝も確実に落ちます。この状態は、身体にも心臓にもよいことではありません。

まったく運動をしないと、基礎代謝量の低下による健康への弊害に加え、身体を動かさないことによって安静時の心拍数も確実に上昇します。そうすると、少し動くだけで心拍数が急上昇するという事態に…。これは避けたいところです。

生涯歩けることが健康の秘訣

足腰を鍛えれば上半身も安定する

下半身は、「第二の心臓」といわれています。

下半身の機能が落ちると、生活の質も落ちます。まずふらつきが出て、足を滑らせて転倒して腰骨を折り、歩けなくなり、寝たきりになり、肺炎になって最悪の場合は亡くなってしまう…。

人は、いつまでも歩けるのが理想です。車椅子や寝たきりの状態になると、全身にリスクが出てしまうので、極力自分の足で歩ける生活を目指しましょう。

私が医師として心がけていることは、その手前で悪の芽を摘み取ることです。

たとえば、筋力が落ちそうであれば筋力トレーニングを促し、家の中に転びそうな問題点があればそれを指摘し、骨粗鬆症のため転んだだけで骨折しそうなら、骨の治療をしっかりとしていきます。

私の病院では2階を運動用スペースにしていて、柔軟体操から始まり、筋トレや自転車をこぐといったトレーニングを約1時間行います。また、運動中に不整脈がないか、心拍数がコントロールされているかなどをモニターでチェックしています。

下半身の足腰の強さは、健康には欠かせません。足腰がしっかりしていれば上半身のグラつきもなくなります。そのためには、やはり**筋力**をつけることなのです。

高齢者ほど軽い筋トレで効果が出る

筋力をつけるには、家で1日5分程度の軽いスクワットをするくらいで十分です。これだけでも足腰が鍛えられ、身体がしっかり支えられ、グラつきがなくなっていきます。

また、高齢者の患者さんでふらつきを訴える方には、耳や頭の検査をします。脳梗塞などの疾患が見つからない場合は、足腰の筋肉が弱っていることが原因であることが多いからです。

こういう場合は、軽い足の筋トレをすると、スタスタと歩けるようになります。普段運動量の少ない高齢者だからこそ有効なトレーニングです。

心臓にいい運動かどうかを見分ける

心臓に負担がかかる運動は避ける

運動には心臓によいものと、よくないものがあります。

アスリート向けのすぐに息が上がってしまう運動は、心臓に負担がかかりすぎるのでおすすめしません。血圧や心拍数が極端に上がるような運動は避けたほうがいいということです。

具体的な数値は次のとおりです。

〈運動をしないほうがいい場合〉

・安静時心拍数が120拍／分以上
・運動前にすでに動悸、息切れがする
・収縮期血圧が180（mmHg）以上

・血糖値（ＨｂＡ１ｃ）が10％以上
・著しい不整脈がある

〈運動を中止したほうがいい場合〉

・運動中に呼吸困難、めまい、嘔気、胸痛などがあった
・運動中に心拍数が１５０（拍／分）を超えた
・運動中の収縮期血圧が２００（ｍｍＨｇ）以上になった

心臓にいい運動を毎日続けよう

次に、心臓にいい運動の例を紹介します。

１日５分、全身の筋力をバランスよく整えられる運動です。

それぞれ、指定の回数または秒数動いたあとで、10秒間の休憩を取りながら無理なくゆっくり行いましょう。


次ページ以降の「心臓にいい体操」を YouTube 動画で解説しています。右の QR コードからもアクセスできます→

https://www.youtube.com/watch?v=oLjXKQW36HM

1 肩回し

前後
20回
ずつ

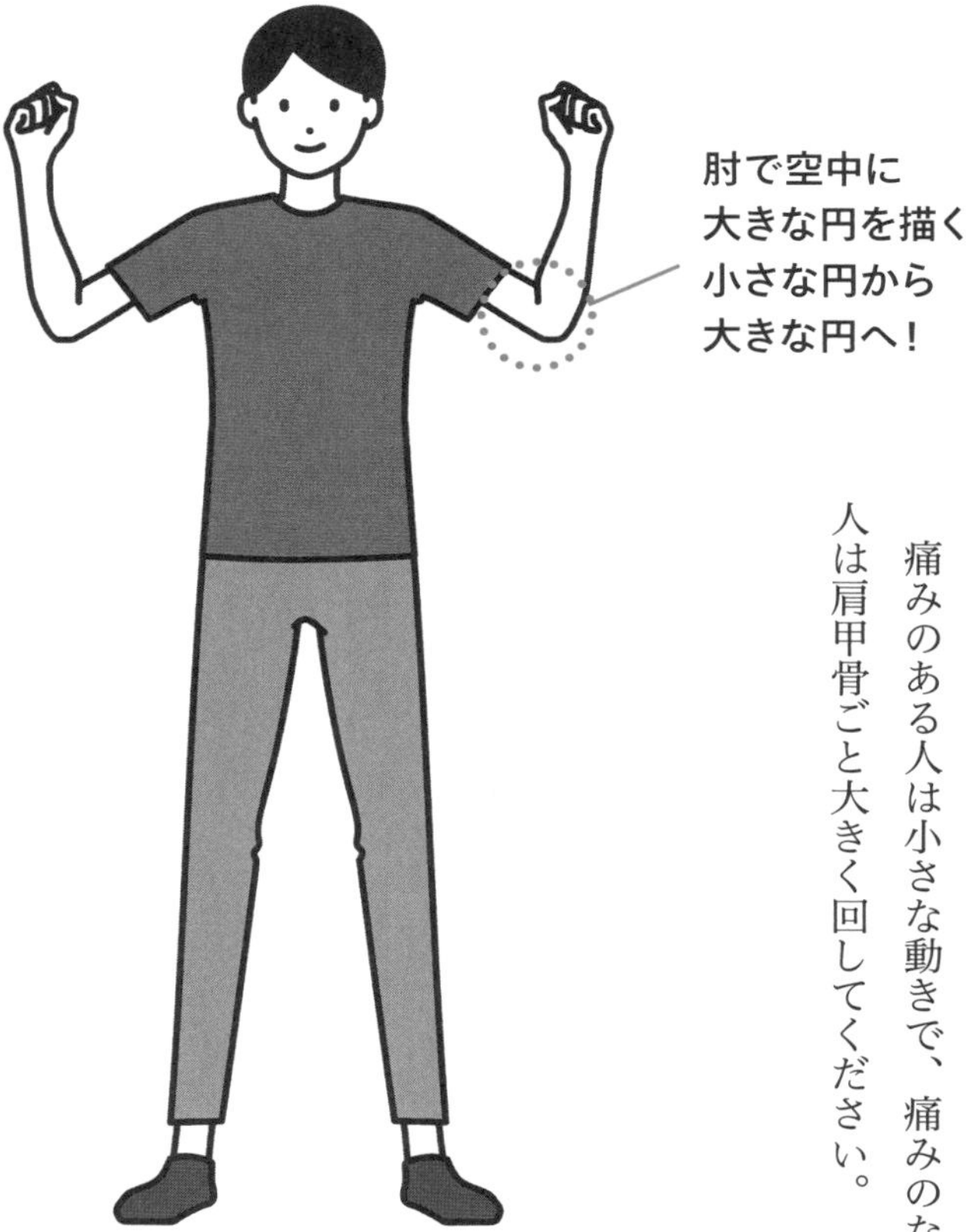
肘で空中に
大きな円を描く。
小さな円から
大きな円へ！

肩の前回しと後ろ回しです。やりやすいほうから始めます。

痛みのある人は小さな動きで、痛みのない人は肩甲骨ごと大きく回してください。

2 体側伸ばし

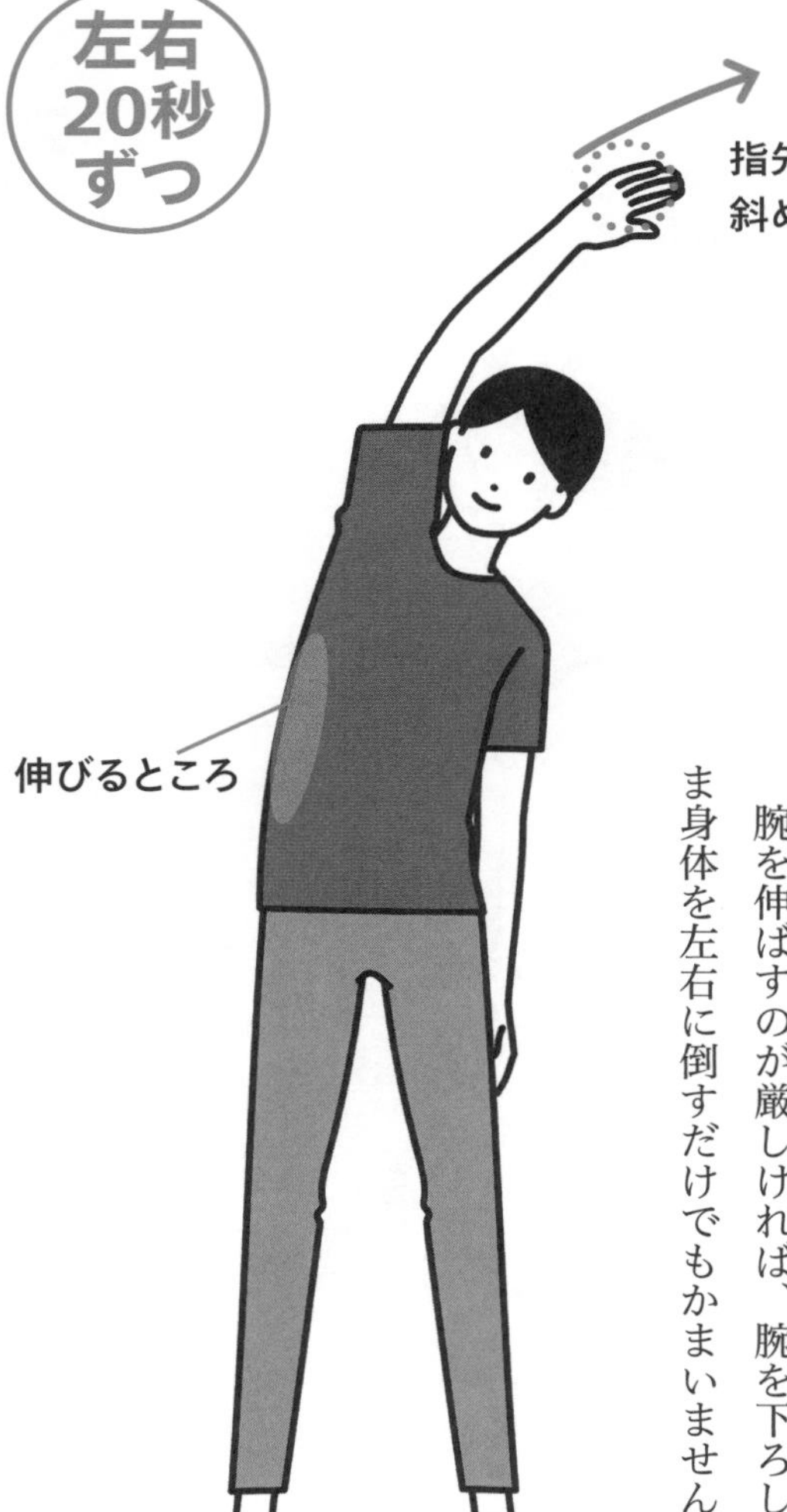
左右
20秒
ずつ
指先を
斜め遠くへ！
伸びるところ

足を軽く開いて立ったら、右手指先をできるだけ伸ばし、右腕を真上に伸ばします。二の腕を耳につけるようにして左側に身体を傾け、右側の脇腹から腰をしっかりと伸ばしていきます。反対側も行っていきましょう。

腕を伸ばすのが厳しければ、腕を下ろしたまま身体を左右に倒すだけでもかまいません。

3 スクワット

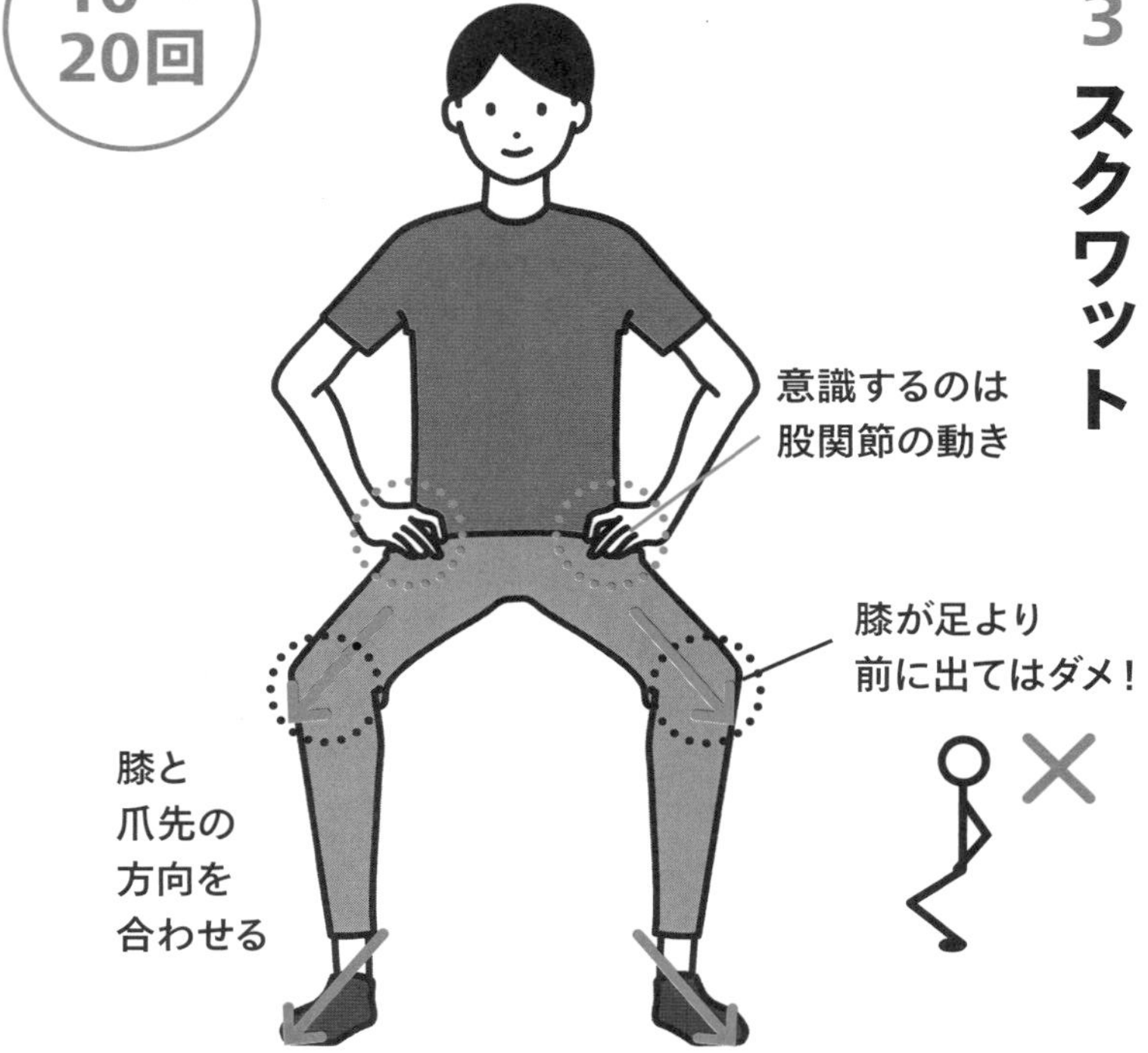
10～
20回
意識するのは
股関節の動き
膝が足より
前に出てはダメ！
膝と
爪先の
方向を
合わせる

足を肩幅くらいに開き、両手を腰にそえ、椅子に腰かけるようにして、股関節から下ろしていきます。このとき、膝の曲げ伸ばしにならないように。

膝が痛む人は無理をせず浅く、余裕がある人は深く下ろします。

4 スクワット＋伸び

スクワットをしたあとに、両手の手の平を合わせて両手を開き、天井に向けて伸ばします。これは太ももの筋トレとお腹のストレッチになります。

余裕のある人は、上に伸ばすときに目線も一緒に天井に向けます。

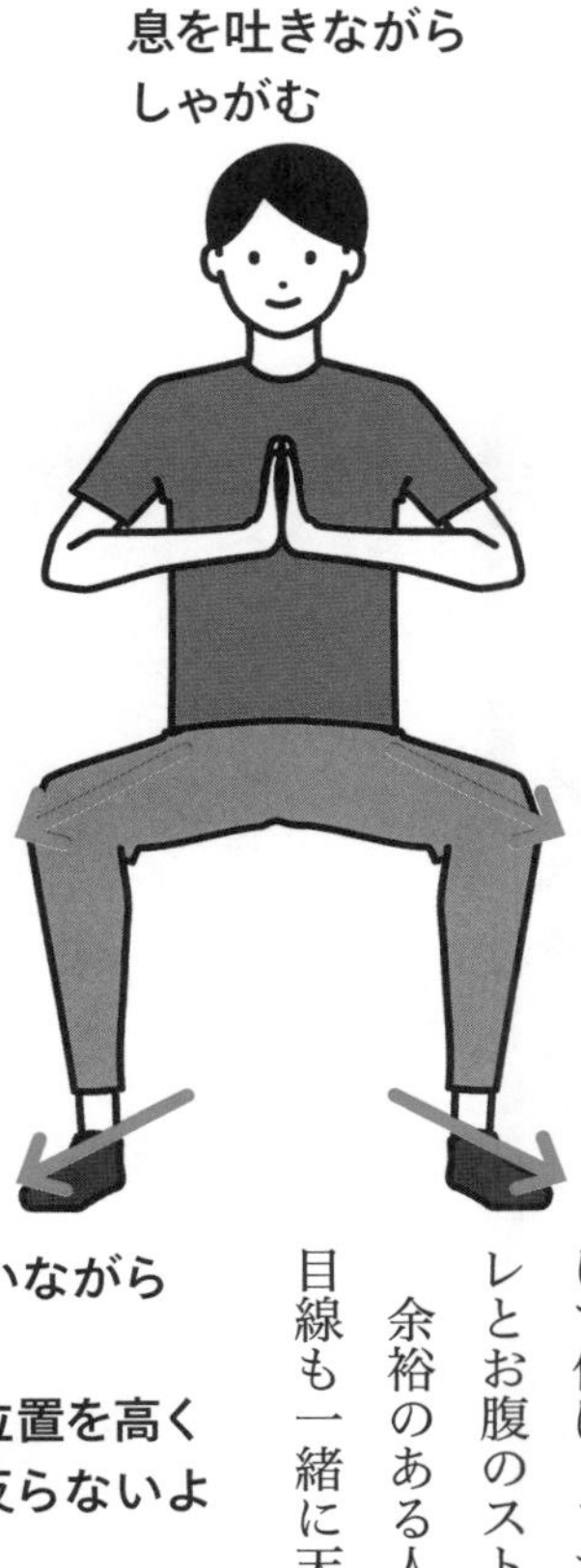
息を吐きながら
しゃがむ

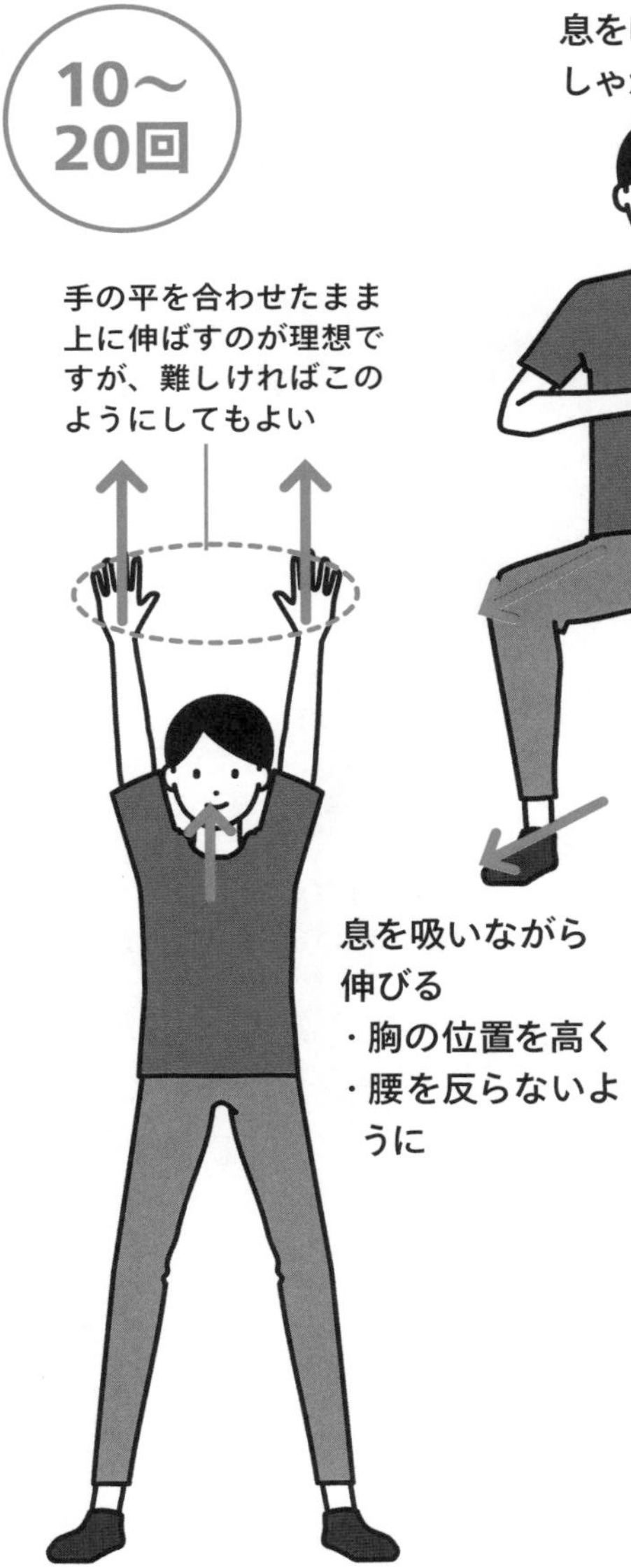
10〜
20回
手の平を合わせたまま
上に伸ばすのが理想ですが、難しければこのようにしてもよい
息を吸いながら
伸びる
・胸の位置を高く
・腰を反らないように

5 膝タッチ

20秒

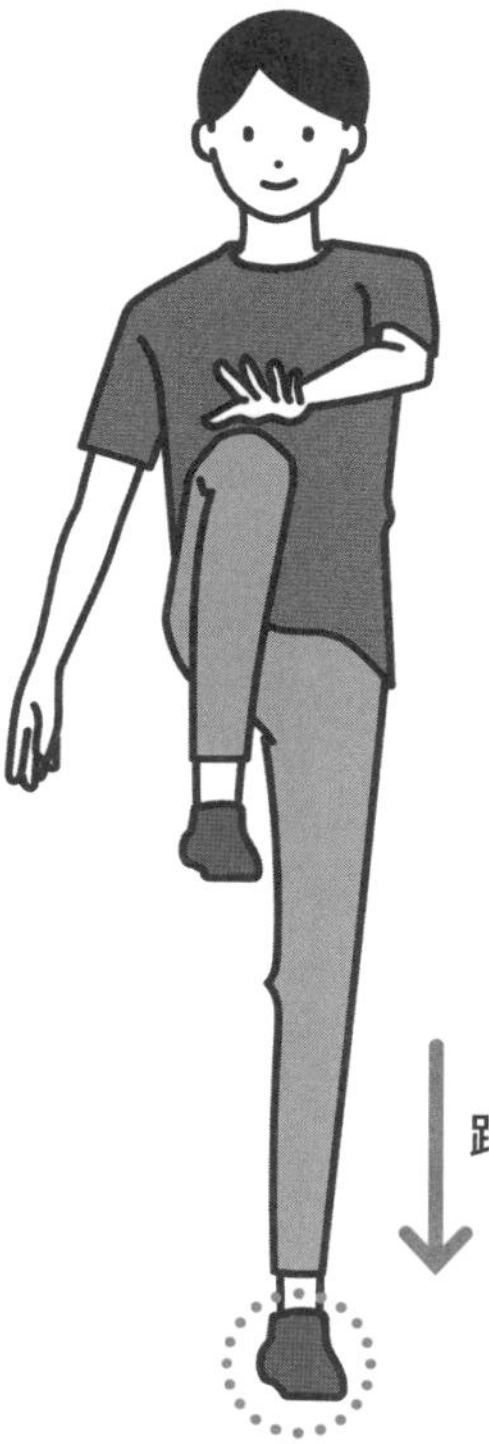

膝を高く上げることよりも
バランスを取ることを
意識して！

軸足がポイント！
足底全体で床を踏む

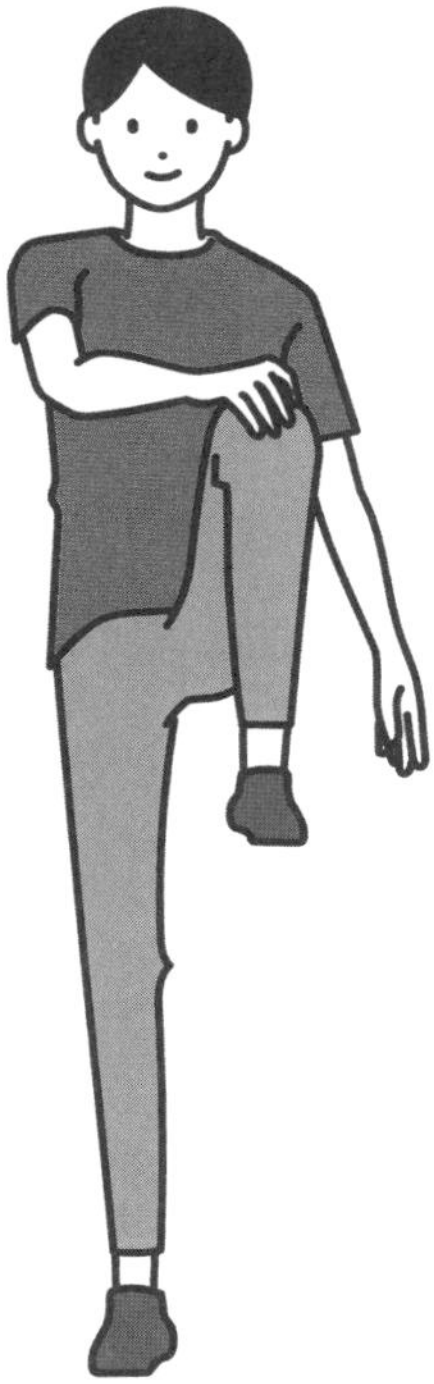

右太ももを上げて左手でタッチし、今度は左ももを上げて右手でタッチ。これを繰り返します。

このとき、身体のバランスに気をつけます。余裕があれば、膝をおへその位置まで上げてみましょう。

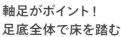

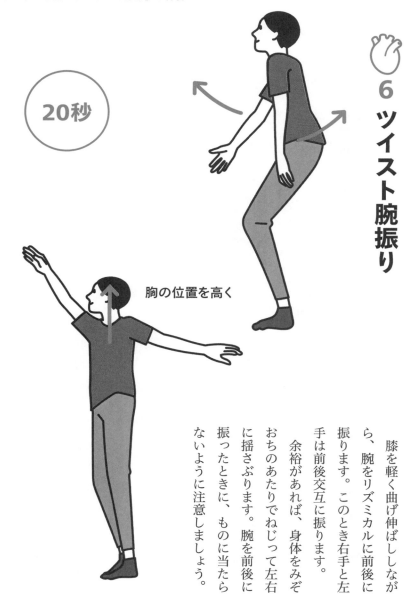

6 ツイスト腕振り

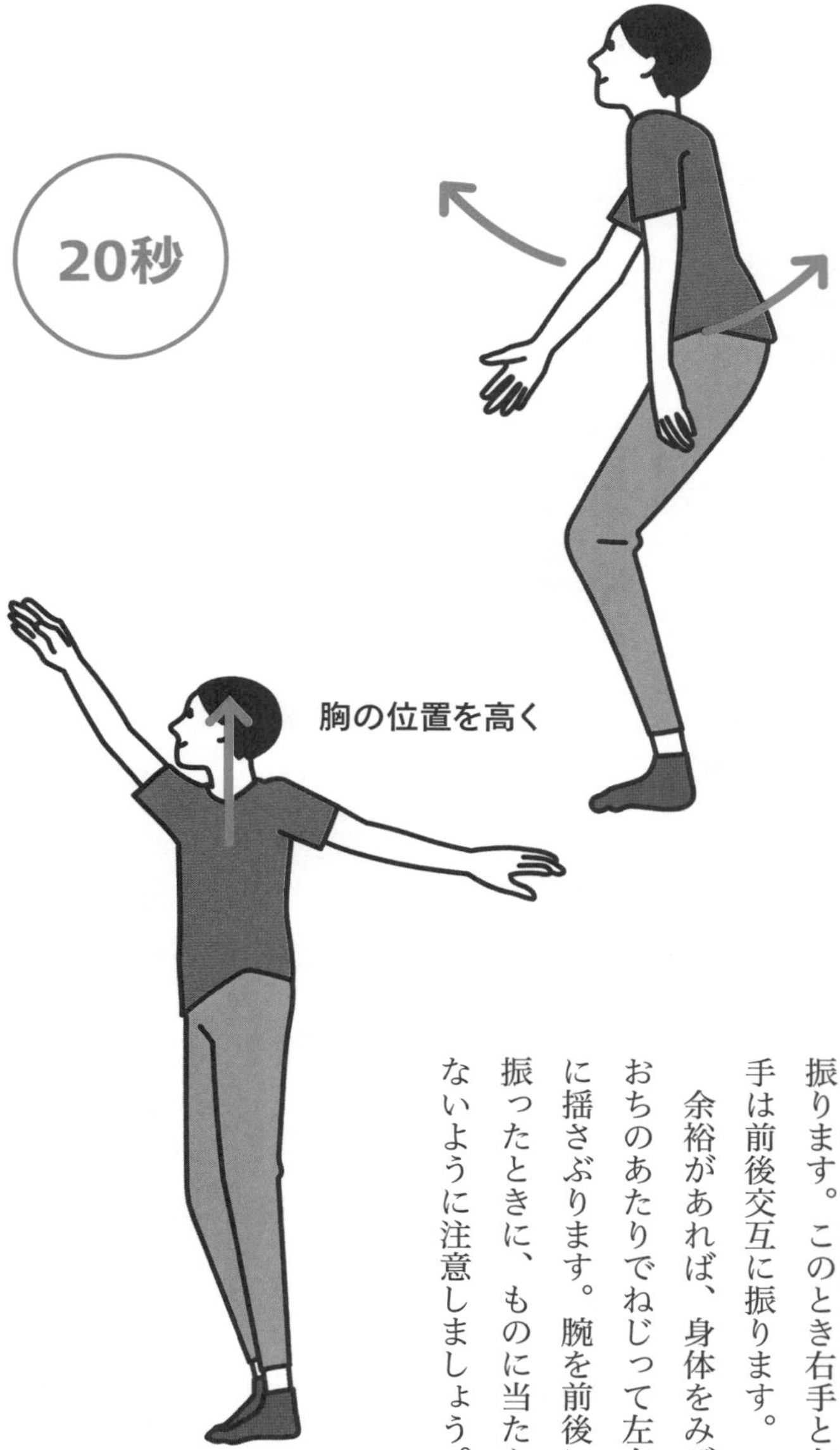

膝を軽く曲げ伸ばししながら、腕をリズミカルに前後に振ります。このとき右手と左手は前後交互に振ります。

余裕があれば、身体をみぞおちのあたりでねじって左右に揺さぶります。腕を前後に振ったときに、ものに当たらないように注意しましょう。

7 グルグル

30〜60秒

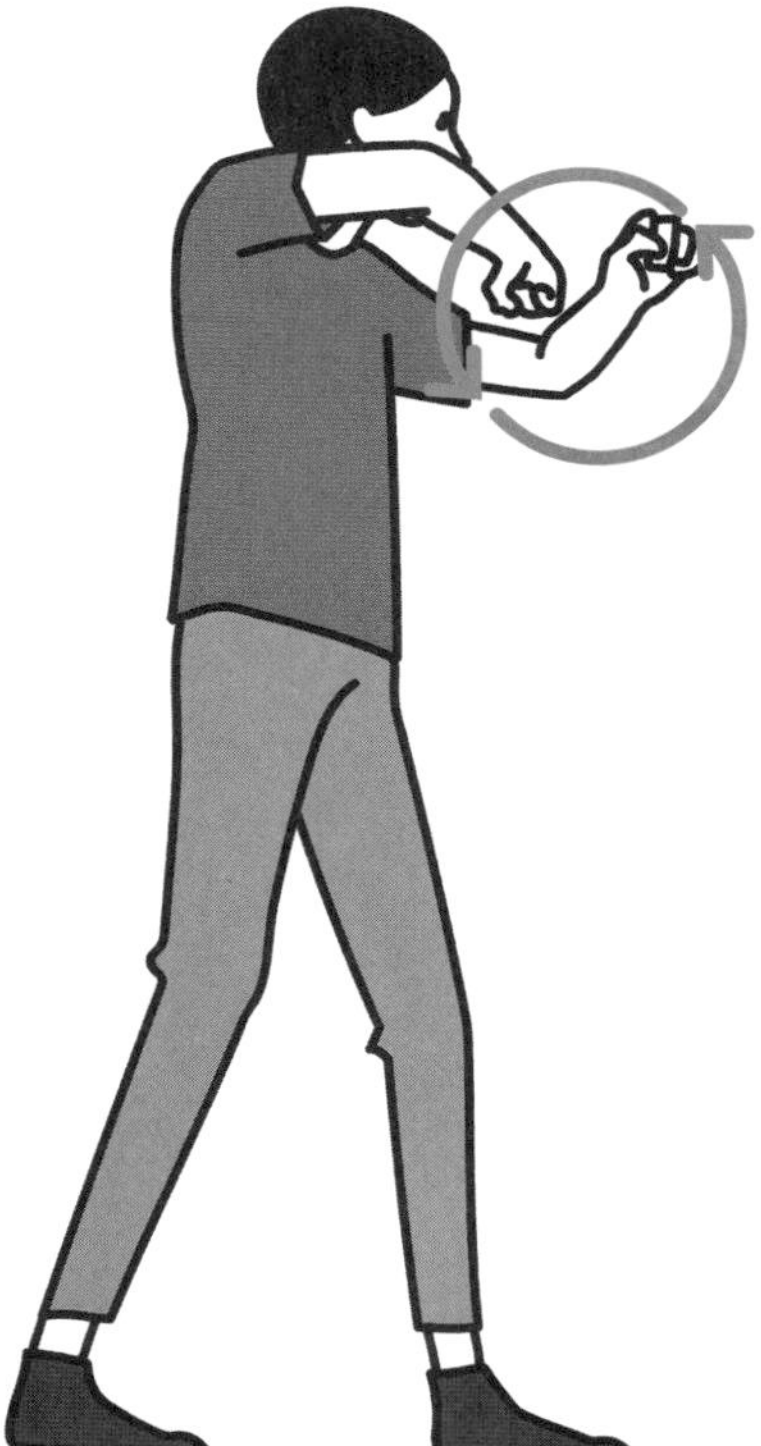

童謡「いとまきのうた」の要領で、ひじを支点に身体の前で両腕をグルグルまわします。最初はゆっくり、慣れてきたら速くします。このとき、腕が顔に当たらないように注意。動きに集中しすぎて息が止まりやすいので、呼吸を忘れずに行いましょう。

8 かかと上げ下げ

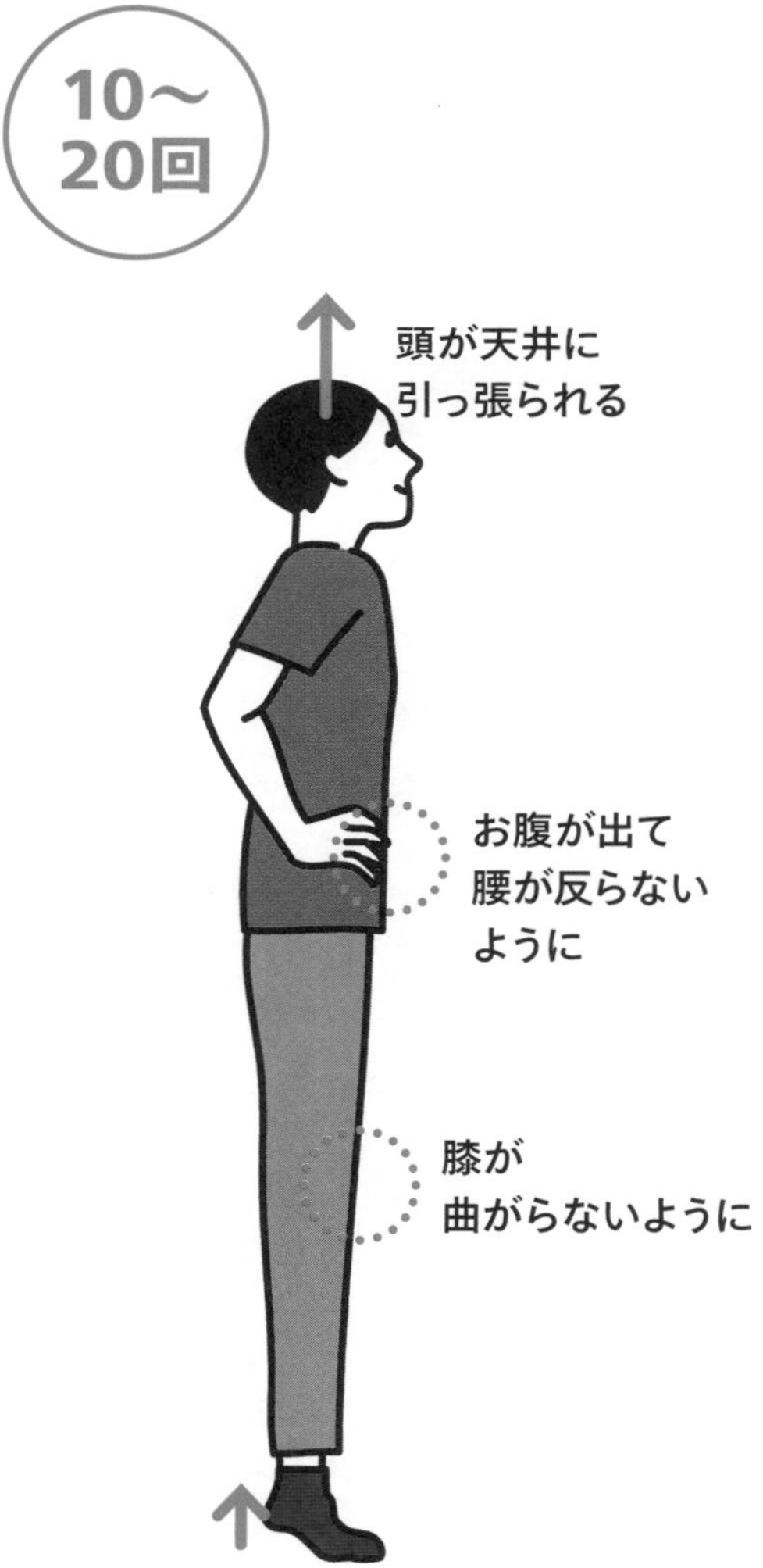
10〜20回
頭が天井に引っ張られる
お腹が出て腰が反らないように
膝が曲がらないように

足を腰幅程度に広げ、手を腰に当てて立ちます。
そのままかかとを上げ下ろしします。
自分のペースでゆっくりと、足の指先全体で床を踏みしめるようにしてください。

10～20回

9 すもうスクワット

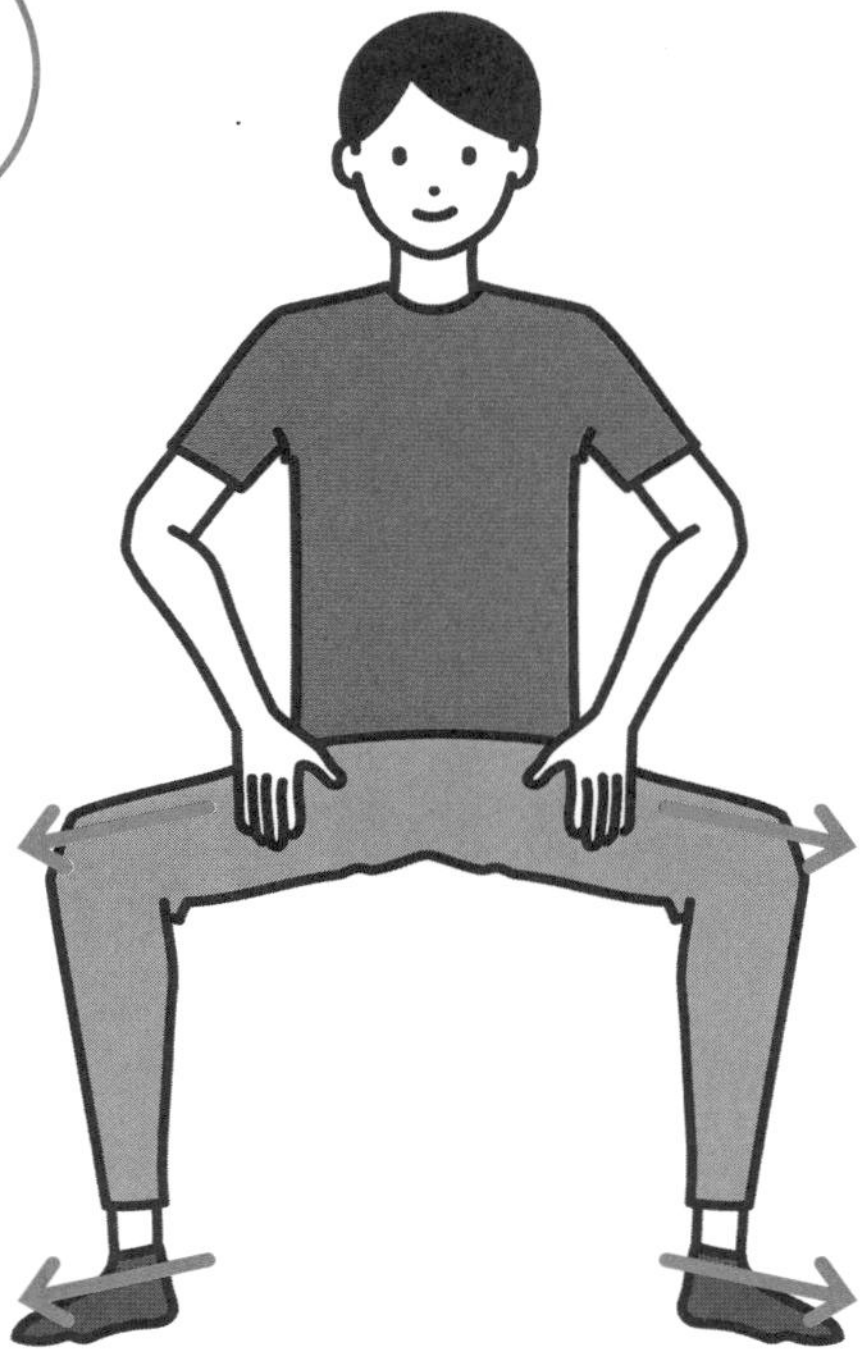

足を横に大きく広げ、爪先と膝を外側に開いて立ちます。そのまま腰を下ろして、スクワット。力士が四股を踏むイメージです。

余裕がある場合は、両手の拳を床につけてみます。無理のない範囲で行いましょう。

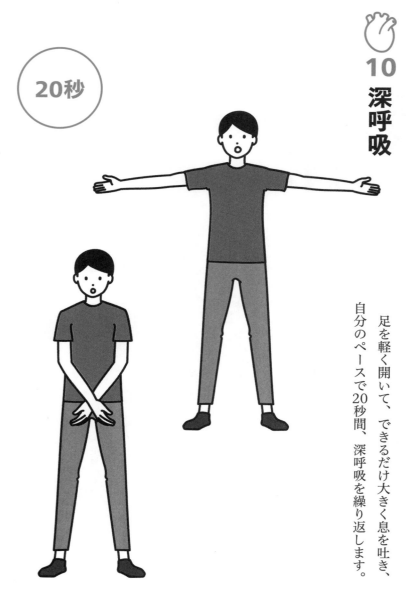

10 深呼吸

20秒

足を軽く開いて、できるだけ大きく息を吐き、自分のペースで20秒間、深呼吸を繰り返します。

下半身を鍛えると全身が強くなる

身体を支える大きな筋力は下半身にありますが、血液の半分も下半身にあります。血液も重力の影響で下がるので、その血液を全身に循環させるには、下半身に落ちていった血液を上へ持ち上げなければなりません。

そのポンプの役割を果たしているのが足です。足に十分な筋力があれば、足腰に滞りやすい血液を上半身へ戻し、全身の血流を促すことができます。そう考えると、足の筋力をしっかり保持することが重要であることがわかりますね。

逆に、**ふくらはぎなどの下半身の筋力が落ちると、血液が心臓に戻らなくなったり、足がむくんだり、体調が悪くなったりします**。その結果、腎臓が悪くなる、血圧が高くなる…といった症状が生まれ、最終的には心臓にも影響が出てしまうのです。

私のクリニックで、自宅で簡単にできる運動を公式YouTubeにアップしているので、ご覧ください（「**医療法人糖心会べっぷ内科クリニック**」を検索）。高齢者から関節に痛みがある人まで無理なく行えます。座りながら筋力を鍛える運動もあれば、体幹を保持して身体の揺れを防ぐ運動もあります。自宅で10分行うだけで効果が出ますよ。

運動時は心拍数をチェックしよう

運動時の理想の心拍数は年齢で異なる

心拍数のチェック方法には、大きく3つあります。

①市販の血圧計を腕に巻いて、上下の血圧と脈拍数を計る簡単な方法です。

②動脈が通っている親指の付け根側の手首で、1分間の脈拍数を数えます。

③胸の心臓のあたりを触って、1分間の脈拍数を数えます。胸が厚いとわかりにくい人もいるかもしれません。これは手首で測るよりも測定は難しくなります。

不整脈のある人は、②③の方法で計ることをおすすめします。血圧計では計り切れないことがあるのと、ウォーキングなどの運動中に血圧計を巻くことはできないからです。

高齢者にはやや難しいかもしれませんが、最近はアップルウォッチなどでも脈拍を計れるのでおすすめです。

心拍数のチェックで欠かせないのは脈の回数です。「1分間に脈を何回打っているか」をかならず確認しましょう。運動の強度を上げれば、心拍数は上がります。若い人や心臓が元気な人の場合、脈拍は1分間に200回くらいまで上がりますが、高齢者の心臓にはそこまでのエネルギーはありません。

心拍数が増えるほどカテコラミンが出て、心室細動などの怖い不整脈となり、心臓が止まる人さえいます。これは、負担の大きいフルマラソンをしているときに心臓がやられてしまうのと同じです。

ですから、心臓に無理のない心拍数を意識したいのです。この算出方法はいくつかありますが、私が一番参考にしているのは、カルボーネンという先生が考えた「カルボーネン法」です。

少し難しいのですが、次の式のように220から年齢を引き、そこから心拍数を引いて、「運動強度」を掛けて、さらに心拍数を足すという計算式で算出します。これは実地臨床ではよく用いられるものです。

（220－年齢－安静時心拍数）×0・5〈運動強度〉＋安静時心拍数

50歳くらいであれば、心拍数が60～100回ですから、心拍数60を目安として、運動強度を50％＝0・5とします（※運動習慣のない方は40％＝0・4でも可）。運動強度50％というのは、思いっきり踏ん張る状態が100％とすると、「無理しない程度」くらいのレベルです。115～120回くらいが目標設定になります。

（220－50歳－60回）×0・5＋60回＝115回

50歳でこれくらいの数字なので、65歳を超えている人は100回くらいがちょうどいい目安でしょう。

（220－65歳－60回）×0・5＋60回＝107・5回

年齢によって目安は異なりますが、100回を超えなければ、よほどのことは起きないだろうということで、この数字を絶対基準としています。ここを超えなければ安全域です。

心拍数は小さな異変も教えてくれる

多くの人は血圧の意味をある程度は知っているでしょうが、私たち医療従事者は、上の血圧・下の血圧に加え、心拍数もかなり重要視しています。

心拍数は、身体のちょっとした変化を教えてくれます。たとえば、熱のある人や体調を崩している人、最近食事がしっかり摂れていない人などは、脱水症状を起こすこともありますが、そのとき心拍数は上がっています。

血圧だけを見ていると、上の血圧が１４０で下が80なら「少し高いな」と思う程度ですが、心拍数が１００となるとそうはいきません。

熱があったり、体調が悪くなったり、血中の酸素濃度が低くなったり…身体のちょっとした異変で交感神経が刺激されると、カテコラミンが出て心拍数が上がります。ですから、心拍数を上げている原因があるのではないか、身体に刺激を与えるものが加わっているのではないかと、患者さんに質問するときの材料にもしています。

このように、**心拍数は、医師が患者さんの体調を判断するための、非常に重要な数値な**

のです。とくに循環器系ではかなり重要視しています。

運動習慣がない人は、心拍数が急上昇しやすい傾向にあります。普通に生活している人の心拍数は1分間に60～１００回。80回くらいを目安にすると、運動習慣のない人はすぐに１４０～１６０回に上昇します。心拍数がいきなり倍増すると、心臓が急激に動くことで動悸・息切れの症状が出ます。こういう人に運動をすすめてもつらいので、続きません。

一方で、運動習慣がある人の場合は、動くことに抵抗がなく心臓が鍛えられているので、心拍数の上昇は軽度ですみます。そのような人はまた運動をして、さらに心臓が鍛えられて、心拍数がゆっくり下がってくるという好循環になります。

大きな変化は何であっても身体にとっては悪。心拍数の急な上下は、身体にとってはかなりの負担となってしまいます。ですから、心拍数を安定させることが大きなポイントです。

過度な運動をするのではなく、日頃から無理のない動きで運動するクセをつけておくことで、身体を安定させたいですね。

一番簡単なのは「歩くこと」

ジョギング1時間でもおにぎり1個分

運動療法は、基礎代謝を上げカロリーも消費するので、痩せるために食事を減らしたり、運動したりすることは大切です。ただ、運動することで食べた分を相殺しようとするのは、かなりの労力を要するので、やめたほうがいいでしょう。

たとえば、1時間ジョギングをしても、せいぜい400〜500kcalの消費で、おにぎりやショートケーキ1個分くらいにしかなりません。フルマラソンをしても、2000〜2500kcal程度消費するだけです。

でも、「あとで運動すればいいから食べてしまおう」と思ってしまうことはありませんか？　結果、なかなか体重が落ちなくなります。

基礎代謝を上げる目的で強度のあるトレーニングをすれば少しは変わりますが、それは短期的なもの。一度運動をやめてしまえば、筋力がそがれ、基礎代謝も一気に落ちてしまいます。そして、リバウンドが待っているのです……。

カロリーを減らそうと思うのであれば、「食事だけ」「運動だけ」ではなく、まずはベースに運動があったうえでの食事の調整が大事。だから両立させることが必要なのです。

1日20分のウォーキングか小走りがいい

人が元気でいるためには、寝たきりよりは座っているほうがいいですし、二足歩行しているほうがさらにいいですね。もちろん、走れるなら最高ですが、誰でもすぐにできるわけではありません。ただ、歩くだけでも十分に意味があります。

私は患者さんに、「**週150分、1日20〜30分を週に5日でもいいから歩きましょう**」と説明しています。臨床研究でも、

・糖尿病の発症には週に150分の運動療法が効果的

・1日に30分運動することで、体重が変わらなくても血糖値はコントロールできたという研究データがあります。

さらに、1日に20～30分、歩数でいえば2000～3000歩歩くだけで、いろいろな病気のリスクを低下させることがわかっています。これは、**買い物1往復くらい**です。こうしたことを意識して行うことで、そのあとの人生に大きな差が出ます。

ジムで1～2時間運動することができれば、それに越したことはありませんが、3日坊主になるのなら本末転倒。そこまできちんとやらなくても効果は十分に出るので、無理なく続けられる範囲で運動をとり入れていくことです。

歩き方については少しコツがあります。日々ウォーキングをしていても、ゆっくりしたペースなら、心拍数の変化は徐々になくなっていきます。効果は薄いので、もう少し負荷のかかるジョギングのほうがいいのですが、そうなると心拍数が上がりすぎることもあります。膝の痛みが出ることもあります。

心拍数の安全域を考えれば、小走りくらいがいいでしょう。

このレベルの運動を20分くらい、暑い時期なら汗をかくくらいが目安です。歩幅は個人差があるので、無理に大股にすることはありません。

食べたらすぐに動くのが一番いい

血糖コントロールの観点からいえば、ゆっくりよりも小走りになるちょっと手前くらいのペースで歩いたほうが、筋力への負荷もかかるのでちょうどよいでしょう。これくらいのペースなら、有酸素運動に加え、筋力アップにもつながるので、より効果的です。

ウォーキングのベストタイミングは、食後すぐに運動をすること。それによって、本来食事をすると肝臓に蓄えられる糖分が、筋肉の運動で消費されます。

ポイントは**血糖値が上がってから運動するよりも、上がる前に運動する**ことです。血糖値スパイクが起こる前に、血糖値をコントロールすることができます。

外を歩くのが無理であれば、**家で食事をしたあとのお皿洗い**でもいいでしょう。テレビなどを観てひと息ついてからではなく、食べ終わったらすぐに皿洗いをして身体を動かすだけでも変わってきますよ。試してみてください。

心臓病は筋トレで回復する

基礎代謝を上げると動脈硬化を防ぐ

カロリーを消費するのにもっとも効果的な方法は、基礎代謝を上げることです。基礎代謝を上げることは、ほかの運動や食事制限に比べても、一番ストレスが少なくすみます。では、基礎代謝を上げるにはどうしたらいいのでしょうか。それは**筋肉量を上げる**ことです。基礎代謝は筋肉量と比例しているからです。有酸素運動だけでは筋肉がつきにくいので、**高齢者であっても筋力トレーニングは必要です。**

基礎代謝を上げることとは、心臓をいい状態に保つという観点からも重要です。なぜなら、**基礎代謝が上がると血糖値の上昇が抑えられ、最終的には血糖値スパイクを改善してくれる**からです。動脈硬化などの血管の病気も起きにくくなります。

80代でも筋トレで身体が元気になる

杖が必要になるくらい筋肉が落ちている高齢者でも、筋トレと有酸素運動を併用したプログラムに取り組むと、効果は顕著にあらわれます。本人が動けるようになってきたことを実感できるのです。

私の病院のトレーニングは、週に2〜3回、各回1時間。そのうち筋肉に負荷をかけるトレーニングは10〜15分。1週間で20〜30分、1日5分です。でも筋肉が少ない人は、これだけでも大きな変化を感じられます。

高齢になると、筋肉量が増えても基礎代謝量が大幅に上がることはありません。とはいえ、血糖値の上昇や下降をやわらげるには十分な効果を発揮し、最終的には血糖値スパイクを改善し、動脈硬化や心臓病の予防になります。

基礎代謝を上げて血糖値を下げる目的なら、トレーニング機器は必要なく、かかとを上げ下げする程度で十分。やり方は当クリニックの公式YouTubeをご覧ください。

心拍数をチェックしながら適度な運動を

ガイドラインでも、**トレーニングは毎日行う必要はなく、週に2〜3回くらいでよい**とされています。

毎日激しいトレーニングをすると筋肉が壊れてしまい、筋肉の再生にかなり時間がかかります。でも、高齢者のトレーニングは、筋肉を壊すほどの強度にはならないものがほとんど。軽いレベルのトレーニングであれば、1日に5分から10分くらいを毎日やってもいいでしょう。

あまりに負荷がかかると心拍数が上がりすぎるので、115ページで紹介した心拍数のチェック方法を用いて、確認してください。注意しながらトレーニングをしましょう。スクワットを少しやる、太ももを上げるといった「こんなに簡単なトレーニングでいいのか」と思う程度で十分です。

継続することで変化が見られるので、ぜひコツコツと取り組んでいきましょう。

大柄な人、貧血気味の人は腰に注意

トレーニングの男女差や、「週に何回するのか」「1回何セットするのか」といったことは、あまり気にすることはありません。なぜなら、ここで紹介しているトレーニングは、基本的には自分の体重を使って行う運動であり、機械を使ってやる運動ではないからです。

ただし、大柄な人の場合、スクワットのような運動は腰に負担がかかるので、座ってできる運動など、腰への負担が軽くなるトレーニングがおすすめです。

私のクリニックでも、身体が大きな人向けには座りながらできる運動を公式YouTubeチャンネルにアップしていますので、参考にしてみてください。

貧血気味や体力がない人も同じです。**立ちながら行う運動は、ふらつきや転倒などの原因にも。何かを支えにしながら運動するようにしましょう。**

杖での歩行がやっとという人であれば、座りながらできる運動でまずは足を鍛え、時間をかけてゆっくりとステップアップしていくといいでしょう。

運動の目標は数値化して管理する

運動時の理想的な心拍数は１００回まで

高齢者の心拍数は、理想は安定時が60〜80回、運動時が１００回以下（上限１２０回）です。一般的には安定時60〜１００回とされていますが、まずは60〜80回を目指しましょう。心拍数が低いほど心臓に負担がかからず健康にいいというデータがあるためです。

安定時に80〜１００回の人で、普段運動をしていないようであれば、まずは軽い運動を始めるようにします。そして最初は運動時でも１００回までを目指しましょう。その次に目指すのは１１０回。ただし、心拍数１２０回というのは決して超えてほしくない数値です。

心臓を鍛え上げれば心拍数は下がるものですが、鍛え上げている途中で心臓発作などになっては意味がありません。あくまでも無理のない範囲で運動することです。

普段何も運動をしていない人なら、毎日10分、1000歩だけでも十分です。まずは自分の負荷の目安を設けるとわかりやすくなります。そのうえで、経過を見ながら徐々に負荷を上げていくようにしましょう。

動悸・息切れで運動のしすぎがわかる

運動のしすぎを判断するには、「**動悸**」と「**息切れ**」の症状があるかどうかを見ます。どちらかひとつの症状が出た時点で、無理せずに運動を控えましょう。ここでいう運動とは、日常生活の中での階段の上り下りや、長時間散歩することです。

動悸と息切れは、身体にとって負荷がかかりすぎている証拠ですから、この症状が出たときは、その動きを控えてください。

運動習慣のない人が運動を始めたとき、最初にぶつかるのがこの症状なのです。**動悸や息切れの原因は、交感神経が刺激されてストレスホルモンが出ること。**ですから、運動をするときは、まずはゆっくりと負荷を上げていき、これらの症状が出たらいったん運動をやめます。

そこで一度休んで、また再開するということを繰り返していくと、症状は徐々に出なくなっていきます。このタイミングの取り方を習慣にして、少しずつ負荷を上げていくようにすれば、負荷をかけすぎたり軽すぎたりといったことはなくなります。

有酸素運動は毎日、筋トレは2~3日に1回

運動をするにあたっては、その種類、強度、時間、頻度を、自分の身体の状態と目標に合わせることが大切です。

たとえばウォーキングなどの有酸素運動は、できるなら毎日、筋トレであれば2~3日に1度を目安にします。最初は、有酸素運動なら1日10分、筋トレなら1日5分くらいを目安にするといいでしょう。

この目安とする時間は、115ページ~の心拍数のチェックで説明した数値です。自分の年齢を当てはめるだけなので、難しくありません。

いずれにせよ、**最初のうちは心拍数が100回を超えないようにしましょう。**

そこから運動量を少しずつ上げていくわけですが、その過程で大切なのは、きついと感じたら、いったん立ち止まること。

10分やってみて大丈夫なら20分やってみる。20分でつらくなるようであれば、しばらくの間は15分で続けてみる、あるいは最初から5分刻みで段階的に延ばしていく、というやり方がいいでしょう。

ウォーキングを1時間行った場合、歩数に置き換えると6000～7000歩になります。歩数については6000～8000歩くらいがいいという研究結果も多くあるので、**まずは1時間を目標とします。**

1時間くらいで行って帰れるところをウォーキングするようにしてみてください。

最初から1時間はきついと感じるなら、30分くらいから始めて、少しずつ延ばして1時間歩くことを目標とするのもいいですね。

続けることで、身体は確実に変わります。

運動↓食事↓薬の順番で効果を出す

理想は1日1時間の有酸素運動

運動量をどこまで上げていくかについては、生活の中で費やせる時間によっても変わってきます。また、理想である1日1時間の運動を実行している人でも、血糖値や血圧のコントロールが十分でない場合があるかもしれません。そういうときには、運動療法は十分にやっていると判断し、次の治療法として**食事面**を改善していきます。

血糖値が高いのであれば、食事と運動と薬で下げるのが基本ですが、運動がしっかりできているのであれば食事療法を強化し、それでも血糖値が下がらないのであれば薬で改善するという順番になります。

運動にも食事にもしっかり取り組んでいるのにあまり改善しないというのであれば、そこからは私たち医師の仕事。どういう薬を処方するかという段階です。

まずは理想的な運動量の目安、1日1時間の有酸素運動に取り組んでください。

これを継続するだけでも十分な運動量です。

こんな場合は無理せず運動は中止する

運動は身体にいいとはいえ、場合によっては中断しなければならないケースがあります。どのようなときに立ち止まればいいのかを見ていきましょう。

①関節の痛みが出た場合

関節などに痛みが出たら、絶対にやめてください。

②運動前の血圧が150くらいある場合

運動すると血圧は通常より30～50くらい上がるものです。運動前が150の人は、運動中は180～200になります。これはかなり高い数値なので、まずは安静時の血圧を抑えます。具体的には、まずは食事療法で血圧を下げ、さらに必要であれば薬を飲み、それから運動療法で血圧を下げるようにします。これを繰り返して血圧が下がってきたら薬をやめて、様子を見てから運動を再開します。

③血糖値がとても高い場合

糖尿病の観点からは、血糖値が高い人は、運動をして汗をかくことで血液の中の水分が体外に出ていくため、血液がギュッと濃縮されます。

「運動をすると血糖値は下がる」とお伝えしてきましたが、あまりにも高血糖の状態で運動をするのは逆効果。脳梗塞などの血管が詰まる病気を引き起こす可能性があるのです。ですから、やはりまずは血糖値の状態を整えたうえで運動をすることです。

④心拍数がすぐに上がってしまう場合

運動をしているときの心拍数がすぐに１００～１２０を超えてしまうような人も、運動を休みましょう。

私のクリニックでは、運動をして心拍数がすぐに１００を超えてしまう人には、心拍数を10～20くらい下げるベータブロッカーという薬を処方しています。まずは心拍数を下げて整えたうえで、運動をしてもらうようにしています。

これらのことを心がけながら、運動に取り組むようにしましょう。

心臓病治療は運動が主で薬は従

心臓治療には運動がもっとも効果がある

心臓病治療の中心にあるのは**運動**です。厳密にいえば、糖尿病や高血圧、高コレステロールなどの生活習慣病も食事や運動といった土台を整えたうえで、最後に薬を使うのです。この本で再三、食事や運動についてお伝えしているのはそのためで、**薬ありきではなく、食事や運動が一番の治療になります。**

食事と運動の優先順位は、病気の種類で異なります。**糖尿病治療では食事の占めるウエートが大きいので「食事↓運動↓薬」という順番、心臓病治療では「運動↓食事↓薬」の順番になります。**

心臓と血管はつながっていて、血管をしなやかにしてくれる運動療法が心臓病治療に大きな効果をもたらしてくれます。また、自律神経を安定させるためにも運動はとても大切です。運動には、血圧を安定化させたり、血圧やコレステロール値を下げたりする効果もあります。結果、動脈硬化を防ぐことにもつながり、心臓病の発症や再発を抑えてくれます。運動療法は心臓病治療に欠かせないものなのです。

運動療法を基本に根気よく続ける

運動療法は、続けることで大きな効果を発揮しますが、一瞬で効果が出るものではないので、スタートする難しさ、継続する難しさはあります。

心臓や足の血管は、細くなってしまうと血液が通りづらく全身に行き届かなくなり、酸素不足になります。胸が圧迫されたり、ふくらはぎがつって、痛みで歩けなくなるなどの症状が出たら、血流の悪化による酸素不足のサインです。

このような場合、まずはカテーテルを使って血管を広げると、まずはそれだけで血液の流れがよくなり、手術直後から歩けるようにもなります。このようにわかりやすい効果が出るため、手術療法に光が当たりますが、血液をサラサラにしなければならないなど、手術にともなう処置も必要になります。

一方、運動療法はすぐに効果は出ませんが、リスクが少ないのが特徴です。

たとえ手術治療がうまくいっても、再発予防としては運動療法が有効ですから、**運動療法が治療の中心であることに間違いはありません。**

リハビリで高齢者の不自由さをなくす

運動療法には医療制度の壁があり、効果があるのに広がらなかったのですが、最近では保険診療にも点数がつくようになり治療として受けやすくなりました。

私のクリニックで運動している患者さんの最多年齢層は、75～80歳。最高齢者は90歳を超えています。男女比は6対4で男性がやや多めです。

私が行っているリハビリには、介護状態になる手前の人、二足歩行がギリギリできる人が多く、要介護や車椅子生活にならず二足歩行が保てるように指導しています。

週1回の「**心臓リハビリテーション**」に加え、日々の生活習慣や自宅で安全に運動するための知識や工夫を伝えることで、患者さんの健康状態の底上げをしています。

やはり症状がよくなる人が格段に多いので、今後も力を入れていきたいところです。

第4章

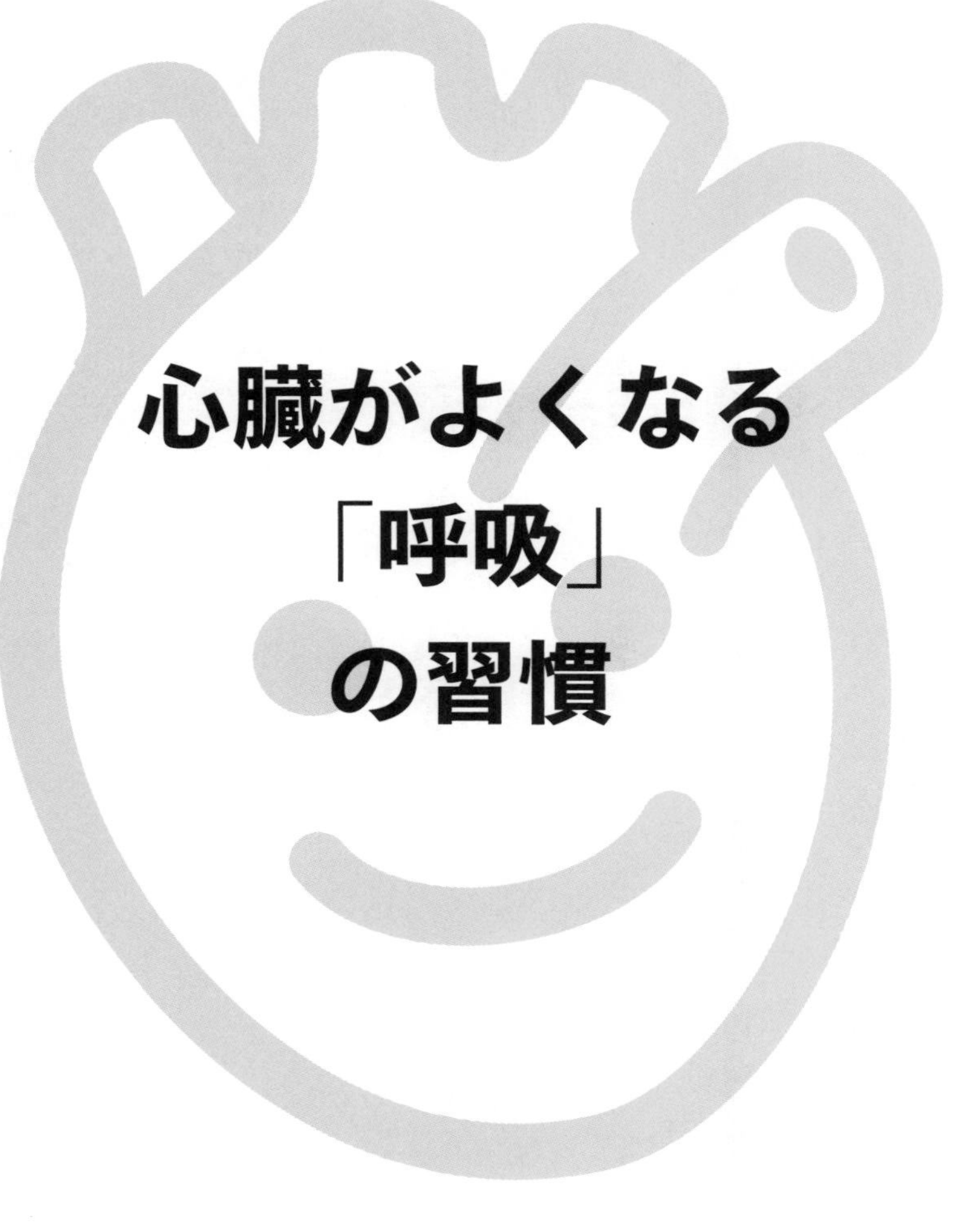

心臓がよくなる「呼吸」の習慣

心臓と肺はお互いに助け合う

心不全になると肺が心臓を助ける

心臓と肺は助け合う関係です。たとえば心不全の症状が出たとき、肺は呼吸数を増やして対応します。心不全は、身体に必要な酸素を心臓が供給しきれなくなっている状態なので、肺は呼吸数を増やして多くの酸素を身体に取り込もうとするのです。

心不全の人の息が上がるのは酸素不足が原因ですが、加齢によるものと勘違いしている人が多くいます。今までは1㎞歩けたのに500mが精一杯、3階まで上がれていた階段も2階まで。このような状態になるのは心不全で心臓のポンプ機能が低下したためであって、歳を取ったからではありません。

心不全の症状には、肩で息をして呼吸数を増やし酸素を取り込むことで、体内の酸素のバランスを取る、というものがあります。そして、バランスが取れなくなったときに、苦しくなって外来で診察を受けるのです。でも、心不全の兆候は、こういった状態になる前から始まっていることが多いという現実があります。

呼吸不全になると心臓が肺を助ける

呼吸が弱くなり、身体に必要な酸素の量を肺がうまくとり込めなくなることを「**呼吸不全**」といいます。そうなると、酸素が身体に効率よく入ってこなくなり、酸欠状態に…。体内には薄い酸素しかないので、心臓は心拍数を増やしたり血液を増やしたりして補います。

酸素は肺を通じて血液に入り、血液の中の赤血球によって全身に運ばれます。サポートの方法は、その赤血球を増やすか、心拍数を増やすかです。呼吸不全の人が少し歩いたり動いたりするだけで、心臓がドキドキしたり動悸を感じるのは、酸素が足りないから。心臓は、心拍数を上げて身体に酸素を取り込もうとしているのです。

肺を酷使すると心臓が傷む

肺と心臓は支え合って健康な状態を保っています。肺が悪くなれば、心臓がその代償を負うような関係です。

ふたつほど例を挙げながら説明しましょう。

タバコを長期間吸い続けると肺が壊れ、慢性閉塞性肺疾患という生活習慣病を発症することがあります。これは肺気腫とか慢性気管支炎といわれてきた病気の総称です。これにかかると、肺の酸素交換能力が低下し、酸素を体内にうまく取り込めなくなります。すると、その代償として心臓が血液の量を増やそうとするのです。

高地で生活している人も、血液の量が多くなります。酸素濃度が低い場所で生活しているために、酸素を体内に供給する血液を増やすことでまかなっているのです。これは「貧血」の逆で「多血」といいます。

睡眠時無呼吸症候群にも、多血の症状があらわれます。いびきをかく前の呼吸が止まっている間は、体内の酸素量が少ない状態になるので多血になるのです。

このように、肺が悪い人、肺機能が追いつかない人の身体は、血液を増やすことで対応しようとします。そして、薄くなった酸素を全身に届けるために、心拍数を上げるわけです。ですから、肺が悪い人は心拍数が高くなってしまうのです。

心拍数が上がると寿命が短くなる傾向があるので、十分に注意が必要です。

血圧は息を吸うと上がり、吐くと下がる

息を大きく吸ったときは陰圧（身体の内部の圧力が外部よりも低い状態）が強くなるため、心臓に血液が戻ってきます。そうすると、心臓は再び血液を出すことができます。つまり「心拍出量（心臓から全身に送り出される血液の量）」が増えて心拍数が上がることで、血圧も上がるのです。

このように、肺と心臓は連動していて、息を吸うと血圧が上がり、息を吐くときには血圧が下がります。これは筋トレ時に「息をゆっくり吐いてください」といわれると、少し気持ちが安らぐのと同じことで、副交感神経が刺激されている状態です。

吐いているときは血液が心臓に入ってこないので心拍数が下がり、血圧も一緒に下がります。**普段からゆったりと呼吸することを意識してみるといいでしょう。**

心臓も肺も悪くなると酸素ボンベ生活に

新型コロナには「エクモ」がある

心臓と肺は表裏一体ですが、どちらかの状態が悪くなってしまったら、どんなことが起こるのでしょうか？

新型コロナウイルスも、肺に重度の病気を引き起こします。患者さんの肺をレントゲンで見ると、真っ白の状態。酸素が行きわたっていないということです。心臓は元気でも、肺が弱っています。

この場合、肺だけをサポートする「**ECMO（エクモ）**」という人工心肺装置を使います。これは、心臓は元気なのに肺が悪くなったために、残った心臓を助けられずに命が尽きてしまうことから救うものです。

心臓も肺も悪い人には、また別の人工心肺装置があり、臓器の状態によって、施す医療が用意されています。

タバコは吐く息の量を減らしてしまう

呼吸数とは1分間の呼吸の数で、「吸って吐いて」でカウント1回です。正常範囲は12〜15回。呼吸が苦しいときは20回になることもあります。

心臓病の診察中に肩で息をして呼吸回数が多い患者さんは、心拍数が多い人と同じような違和感を覚えます。心臓病の診断では、呼吸数はかなり重要視されています。

人は呼吸して空気を取り込み、その中の酸素が肺の中にある小さな「肺胞《はいほう》」という袋から血液に入り込み、心臓を経て全身にめぐっていきます。使った酸素は二酸化炭素となって、再び肺に戻って体外へ排出されるのです。

人の肺活量は3〜3・5リットルくらいあります。その中で、最初の1秒間で思いきり吐いた量は、全体の約70％。肺活量が3リットルなら2・1リットルを吐くのが正常なのですが、タバコなどの影響で肺が壊れていると、この量を吐き出せません。この1秒間で吐き出せる空気の量は「**一秒量**」と呼ばれ、臨床的にはかなり重要視されています。

これは、ストローをくわえながら力んで息を吐いているようなもの。タバコを吸って慢性閉塞性肺疾患にかかっている人の身体で起きている状態です。この疾患になる確率は喫煙数によります。1日20本×喫煙年数20年＝400で発症率は20％、1000を超えると60〜70％に上がります。

「階段の上り下りがきつくなった」「せきやたんが増えた」といったことを加齢のせいにしている人は、慢性閉塞性肺疾患にかかっているサインであると疑ってください。

呼吸器のメカニズムを知り、喫煙などがその機能を著しく低下させてしまうということを、知っておいてほしいのです。

タバコは心臓も肺もボロボロにする

タバコを吸っている人が心臓病になると、少し運動しただけでも動悸や息切れが収まらなくなります。心拍数が上がることによる動悸症状は、薬でコントロールできますが、肺が悪いことによる動悸症状は、肺が弱まっているのでコントロールできません。運動でもなかなか回復しません。落ちてしまった肺の機能を上げることは、現代の医療では難しいのです。

タバコは、紙巻きタバコだけでなく、電子タバコも同じです。電子タバコは広告のせいで一見害がないように見えますが、データ上は紙巻きタバコとまったく一緒。メリットは、煙が出ないから副流煙の被害がないことくらいです。

循環器の領域では、大動脈瘤になっている人でタバコを吸っていない人はいません。その全員が、今も吸っているか過去に吸っていた人です。

咽頭がん、喉頭がん、食道がん、肺がん、膀胱がんは、タバコとの関連が指摘されています。タバコの吸いすぎで慢性閉塞性肺疾患になったら、心臓の助けではまかなえないので、酸素ボンベを携行しながら生活しなければならなくなります。

肺は加齢とともに老化し、機能は落ちていくものです。それがタバコを吸うことでスピードが2倍、3倍になります。タバコをやめれば通常の老化に戻りますが、やめなければひたすら落ちていくだけです。

このように、**タバコは間違いなく、吸っていいものではありません**。世の中からタバコがなくなるだけで、病気はかなり減ると思うのです。

呼吸は副交感神経を刺激してくれる

深呼吸は心拍数を下げてくれる

自律神経には、交感神経と副交感神経があります。**交感神経が刺激されれば心拍数は上がり、副交感神経が刺激されれば心拍数は下がります**。

ただ、自分で自律神経を意識的にコントロールしようと思っても難しく、例えばお風呂に入るというような外的要因が必要になります。**呼吸**だけが、自分で自律神経をコントロールできるものなのです。

プレゼンや商談の前などに、「ふ〜っ」と深呼吸をして気持ちを落ち着かせたことがありますよね。これは、緊張感や力みがやわらぎ、リラックスした状態になるからです。ですから、気持ちが落ち着かないときやストレスが多いときに深呼吸をすることは、自律神経の観点から理にかなっているのです。

毎日数回ずつの深呼吸を心がけよう

呼吸を意識的にゆっくり、長くするように心がけると、自律神経のバランスが整い、心身を健康的な状態に近づけることができます。緊張のしすぎやストレスを感じているときは、交感神経が刺激されて心拍数が上がっている状態。このとき、身体の症状として一番感じやすいのが**動悸**です。

動悸が強くなるということは、心拍数が上がっているサイン。つまり、交感神経が刺激されているので、交感神経を抑える必要があるのです。

ここで取り入れたいのが**深呼吸**です。

呼吸をゆっくり長く行うようにすると、かならず効果があるはずです。

ストレスがたまっているときだけでなく、１日に数回の深呼吸を習慣にして、自律神経を整えましょう。

具体的な呼吸方法については、次の項目で詳しく説明します。

こんな呼吸の仕方は心臓によくない

息を吐きすぎると過換気症候群になる

呼吸の基本は、ゆっくりと鼻から息を吸い、ゆっくりと鼻から吐き出すこと。

ここで気をつけたいのは、深呼吸を繰り返すことによって、二酸化炭素を必要以上に多く吐き出してしまうことです。

二酸化炭素を吐き出す回数が増えすぎると、体内の二酸化炭素が減りすぎてしまい、今度は「過換気症候群」といって、発作的に息苦しくなったり、呼吸が速くなったりするなどの症状があらわれます。私は、**深呼吸の回数を1日に3～5回くらい**にして、あまり多くしないように指導しています。

1回の目安は30秒。1分では長すぎます。30秒間に、ゆっくりと吸って～吐いてを繰り返すくらいがちょうどいい。これくらいでも状態を落ち着かせるには十分です。

動きの速い運動時でも呼吸をしすぎない

「過換気症候群」の症状は、腹筋などのトレーニングでも出やすくなります。腹筋運動で、勢いよく息を吸って吐き出すことを繰り返し行うと、気分が悪くなってしまうことがあります。これはまさに、二酸化炭素を吐き出しすぎたことによる症状です。

ですから、**トレーニングはゆっくり行うことが鉄則**。決して、急いで速くやってはいけません。急ぎすぎると二酸化炭素が一気に体外へ出てしまうからです。

ゆっくり運動をすれば、回数を多くしてもそれほど二酸化炭素の濃度が下がりすぎることはありません。いずれにせよ、「やりすぎ」は禁物です。

トレーニング中に、手先のしびれや口のまわりに違和感が出てきたとしたら、それはやりすぎのサイン。すぐに運動をやめましょう。

なお、一般的に身体にいいとされている腹式呼吸についても、やはりやりすぎはよくありませんから、ほどほどにしてくださいね。

猫背はNG、心臓が弱い人は椅子がいい

日頃から猫背は避けましょう。深呼吸するときでもです。

心臓や肺などの臓器を格納している「胸郭《きょうかく》」という骨格があります。猫背の状態で呼吸すると、この胸郭が丸まって、お腹が下から持ち上げられると、肺が十分に広がらなくなってしまいます。本来、大きく息を吸うときは、肺の下にある横隔膜が下がって肺が広がるのですが、猫背になると、横隔膜が下がらないので肺が広がらないのです。

座り方も呼吸に大きく影響します。とくに床に腰を下ろして座るときは、正座ならまだいいのですが、あぐらをかくとどうしても猫背になりやすくなります。

心臓に不安がある人は、椅子に姿勢よく座るのがおすすめです。よい姿勢で座ると、横隔膜が広がり、その分、肺も大きく広がり、空気を十分に出し入れできます。

椅子を使うときは、深く腰かけず、少し浅めに前のめりになるようにしてみてください。こうすると、背中が丸くなるのを自然に防げるからです。どんな座り方でも猫背の問題が出てくるので、いつでも背筋を伸ばすようにしましょう。

寝るときは仰向けでなく横になる

寝ているときの姿勢は、鼻や口から身体に空気を取り入れる「気道」がしっかりと確保されていれば、横向きでも仰向けでも問題ありません。

ひとつ注意するとすれば、仰向けで寝ているときに舌が奥に落ちて、気道を塞いでしまうかもしれないということです。

イメージしにくいかもしれませんが、舌は筋肉でできています。仰向けの状態でいると舌が落ち、空気の通り道を塞いでしまうため、呼吸が止まってしまうことがあるのです。これを「**舌根沈下**《ぜっこんちんか》」といいます。

とくに、睡眠時無呼吸症候群の人は、舌根沈下が起こる可能性が高いので、横向きで寝たほうがいいでしょう。

横を向けば、舌が横に落ちるだけなので、空気の通り道をほとんど塞がなくなり、舌根沈下が起こりにくくなります。横を向いて寝ても多少は気道が塞がれますが、仰向けよりは呼吸しやすい状態を保つことができますよ。

心拍数は寿命を左右する

心拍が速いほど寿命は短くなる

哺乳類は、心拍が速いほど寿命が短いといわれています。

とくに、身体の小さい動物は心拍が速いものが多いのです。

いろいろな研究で、哺乳類の心拍数は、一生で10～20億回が限界なのではないかという説が有力です。実際、ハムスターやラットなどの小型の動物は、心拍が速くて寿命が短く、逆にゾウなどの大きな動物は、心拍が遅くて寿命が長くなっています。


では人の心拍数はというと、1分あたり60～１００回です。キリンやトラとだいたい同じ。ただ、キリンやトラの寿命は20年くらいですが、人はもっと長生きですね。これは、人間だけが病気の予防や治療ができるからなのでしょう。

心拍数が高すぎると突然死する

心拍数と寿命には因果関係があります。とくに、心拍数と心臓・血管の病気による死亡や突然死との関連性は顕著です。

心臓病の人は、心拍数が高ければ高いほど、心臓発作や心臓による突然死が多いため、心拍数をコントロールすることがとても重要です。

安静時の心拍数が1分間に65回未満の人は死亡例が少ないのに、85回以上の人はその倍近くが死亡するのです。**心拍数をコントロールすることは、健康を維持するために欠かせないということがデータからも明らかです。**

心拍数を減らせば寿命が延びるという単純な話ではありませんが、ベータブロッカーなどを使って心拍数を下げることは、心臓の保護効果につながります。

ですから、脈拍を抑えることはとても大切です。そうすることで、最終的には交感神経の高まりをやわらげ、血圧が下がることにつながっていきます。

心拍数も血圧も下げすぎはよくない

めまい、立ちくらみは心拍数が低いサイン

心拍数を下げることは心臓の保護効果があるのですが、ではどこまで下げればいいのでしょうか。医学的には、脈が遅くなりすぎることによって起きる「**徐脈**《じょみゃく》」という症状が出ないレベルにするということです。

たとえば、心拍数が30回というのは心臓が2秒に1回鼓動していることなので、2秒間頭に血がわたって、次の2秒間は頭にわたる血が途絶えます。脳に届く血の量が少なくなったことによる所見が出ることがあります。

高齢になると急に心臓の鼓動が弱くなり、目の前がフワッとなることがあります。これが、めまい、立ちくらみ、ふらつき、意識消失などです。この「徐脈症状」が出たときは

心拍数が下がりすぎている証拠なので、それ以上心拍数が下がらないようにします。ただ、薬を使うときには、量を減らす必要があります。

徐脈症状＋低心拍数でペースメーカー生活に

若い人で心拍数が30回しかないのに「徐脈症状」がない人と、80歳の高齢者で心拍数が30回、少しふらつきやめまいの症状がある人とでは、意味がまったく違います。高齢者の場合には、ペースメーカーを入れることになります。

脈の遅い人には、医者はペースメーカーをすすめると思われがちですが、脈が遅いだけではなく、徐脈症状があることも条件になります。この2つがそろってはじめて、ペースメーカーが適用されるのです。つまり、徐脈症状がないことが大切なのです。**脈が遅くても徐脈症状が見られないのであれば問題ありません。**

明確な基準はないため、危険な心拍数の正確な数字はわかりませんが、高齢者で脈が40台になると、目の前がフラッとする症状が出やすくなるので、常識的にいえば、心拍数つまり脈拍は50を切らないというのが目安と考えていいでしょう。

血圧は症状を見ながら下限を決める

血圧の下限設定は心拍数と同じです。

これ以上下がったら、ふらつき、めまい、立ちくらみなどの症状が出るというときには、薬を減らして血圧の設定を上げます。

血圧も心拍数も、自覚症状が出る一歩手前で下限を設定することが大切です。

そのラインを超えないように、症状を見ながらコントロールしていくのがいいでしょう。

心臓が悪くない人でも心不全になる

一見健康な心臓でも心不全になる

まず、心臓の老化の話をしておきましょう。皮膚が老化するのと同じように、心臓も老化します。どの程度老化して弱くなっているのかを把握するのに一番わかりやすいのが、心臓の動き方や大きさがすぐにわかる「**エコー検査**」です。

心臓は日々ダイナミックに動いているので、その動きがにぶくなっていれば、心臓が弱っていると判断できます。ちなみに、心筋梗塞になると心臓の一部が動かなくなります。これらは、心臓のエコー検査ですぐにわかります。

心臓のパワーが半分になってしまうということは、車のエンジンのパワーが半分になってしまうのと同じ。その結果、ほかのすべての臓器のパワーも半分になってしまうのです。

じつは、エコー検査では心臓が正常に動いているのに心不全を起こすという人が多いのです。10〜15年前は、心不全というのは心臓の動きが弱い人のことを指していました。でも最近のデータでは、心臓が通常通り動いているのに心不全を起こす人の割合が3〜5割にもなるのです。

次ページの図は、その「心臓の動きが悪くなっていない心不全」で死亡した方を分析したものです。

心臓のポンプ機能が落ちると心不全になるというイメージが強かったのですが、心臓が悪くないのに心不全として病院に運ばれてくる人がたくさんいました。

今では「**心臓の動きがいい人でも心不全になる**」という理解が、ここ10年くらいで確立されてきています。

心臓の拡張は通常のエコー検査ではわからない

心臓には収縮と拡張の動作がありますが、拡張は通常のエコー検査ではわかりません。そのため、拡張機能が低下していても元気な心臓とされ、見落とされていたのです。

心拍数と心血管死の関係

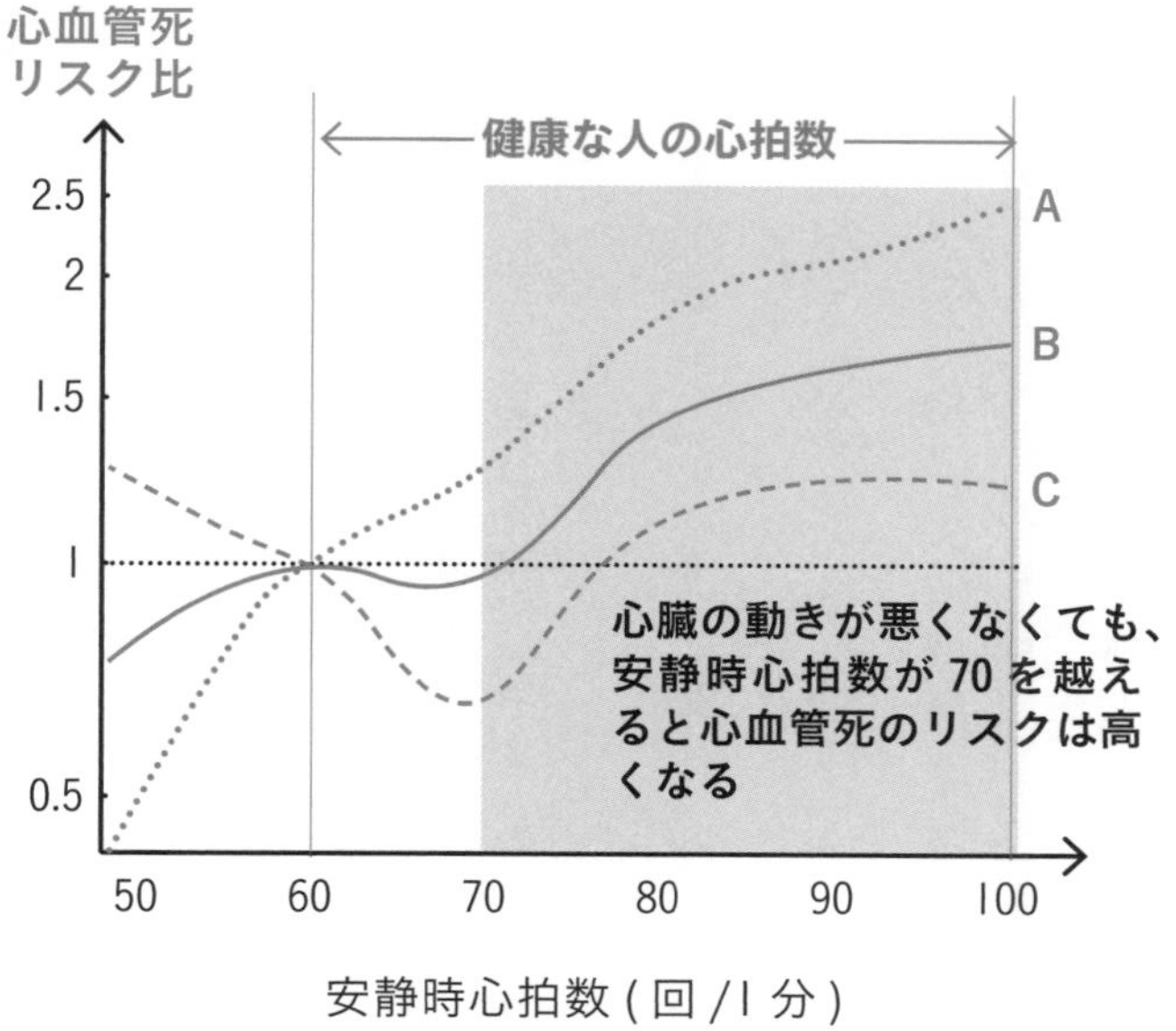

A　**教育介入なし**

B　**１～２職種の介入**

C　**多職種の介入**

教育介入＝専門医をはじめ看護師、管理栄養士、薬剤師、理学療法士、作業療法士、社会福祉士等が協働して、退院後の生活を見据えたサポートを行うこと。

心臓は、肺から入ってくるきれいな血液が充填されて広がり、今度は収縮することでそのきれいな血液を体内にめぐらせます。ですから、心臓が広がらなければ血液を送り出せないので、広げる力はとても重要です。この「**広がりにくくなることで心不全になってしまうケース**」**が、じつは心不全の半分を占めています。**

心臓の広がりにくさは、採血や特殊なエコー検査で確認できます。最近ではこれらの検査を組み合わせて調べるのが一般的になり、「心臓が悪くないのに心不全になる人」のチェックができるので、見落としはかなり減りました。

とはいえ、このような心不全があるということは、一般的にはあまり知られていません。通常の健診ではまったく指摘されることなく、「健診で異常なし」といわれたのに、ある日突然心不全になってしまうというケースはまだ珍しくないのです。

高齢で小柄、血圧の高い女性は要注意

心不全の症状として多いのは、動いたときに息切れをすることです。これを「労作時《ろうさ》の息切れ」といい、原因は心臓か肺の異常か運動不足がほとんどです。

まずレントゲンで肺を撮って、異常がなければ心電図とエコー検査でチェックするのですが、それでもわからないことがよくあります。さらに運動をしてもらってもよくならないので、採血をすると心不全に関わる「ＢＮＰ」（脳性ナトリウム利尿ペプチド）だけが少し高くなっている、という具合です。

長い間高血圧の人は、心臓が厚くなり、しなやかさもなくなり、心臓が広がりにくくなっています。すると心不全になっていてもすぐに気づけません。

５年や10年の高血圧ならいいのですが、20年続いている人、それから75歳以上の人が多く見られます。**高血圧を指摘されている人はとくに、日々の血圧管理が大切です。**

なお、40代の人で持病もないのに突然心不全になるのは、生まれつき心臓病だったり、遺伝的な要素があったというケースが多いようです。

心臓について正しい知識を持っておくことが、病気を未然に防ぐきっかけになります。

睡眠時無呼吸症候群の人に心臓発作が多い

酸素不足で心臓発作や不整脈が起きる

睡眠時無呼吸症候群は、20年近く前に、新幹線の運転手さんが運転中に居眠りをして話題になった病気です。バスの運転手さんにも同じようなことがありました。

この症状は、**酸素不足**からのいびきです。眠っているときに舌が落ちて気道が塞がり、呼吸できなくなって体内に酸素が入らなくなります。すると低酸素の状態になり、身体が呼応する形で心拍数を上げて対応します。その結果「**心臓発作**」が多くなるのです。

本来、眠っている間にしっかりと酸素が身体に入っていれば、心拍数はずっと一定です。ところが、酸素状態が低くなると、それに呼応する形で心拍数が上がります。睡眠中の心拍数は横一線であるはずが、ギザギザ状態に。このとき、交感神経がずっと刺激され、身体への負担となり血圧も上がるのです。

睡眠時無呼吸症候の人は、心臓病の発症率が通常の3倍ほど。これが最終的には動脈硬化につながり、心臓病の原因となってしまうのです。じつは就寝中だけでなく、日中に急激な眠気が襲ってきたり、血圧が高くなったりするので、冒頭の事故にもつながってしまいます。

睡眠時無呼吸症候群になると、**「不整脈」**も起きます。交感神経が刺激されているので、カテコラミンが出て不整脈やその一種である「期外収縮《きがいしゅうしゅく》」の症状が出たり、脈が速くなることも増えます。睡眠時無呼吸症候群の人の半分くらいに不整脈の症状が見られます。不整脈の中でも、心房細動《しんぼうさいどう》や心室頻拍《しんしつひんぱく》など命に関わるものが多いのです。

夜中に突然亡くなるケースは、睡眠時無呼吸症候群で酸素不足となり、交感神経が高まってカテコラミンが出て不整脈が起き、命を落とすというものです。

睡眠時無呼吸症候群の人は、心房細動を起こす確率が通常の人の2倍にのぼります。この心房細動というのは、脳梗塞の原因となる悪性度の高い不整脈です。

いずれにしても**睡眠時無呼吸症候群は、「心臓発作」や「不整脈」を招いて死に至る怖い病気ですから、絶対に治療しなければいけません。**

日中の眠気は睡眠時無呼吸症候群かもしれない

日中うとうとしてしまうことが多い人の半分くらいは、睡眠時無呼吸症候群の可能性があります。本来、脳が休むべき夜中なのに、低酸素状態になっているため、脳が休まらずに日中に休むという生理的な反応です。

扁桃腺《へんとうせん》が腫れているために睡眠時無呼吸症候群になる人は、扁桃腺を取ってしまえば治ります。空気の通り道を確保すればいいからです。ただ、多くは肥満が原因なので、痩せて改善されるのであれば必要ないかもしれません。

このように見てくると、ひとつひとつの症状は深刻ですが、裏を返せば**睡眠時無呼吸症候群に限らず、大きな病気も、原因のほとんどは予防できるものです**。正しい情報を知り、適切な対処をすれば防げるので、非常にもったいないのです。

病気を未然に防ぐための習慣を、少しずつでも取り入れていきましょう。

第5章

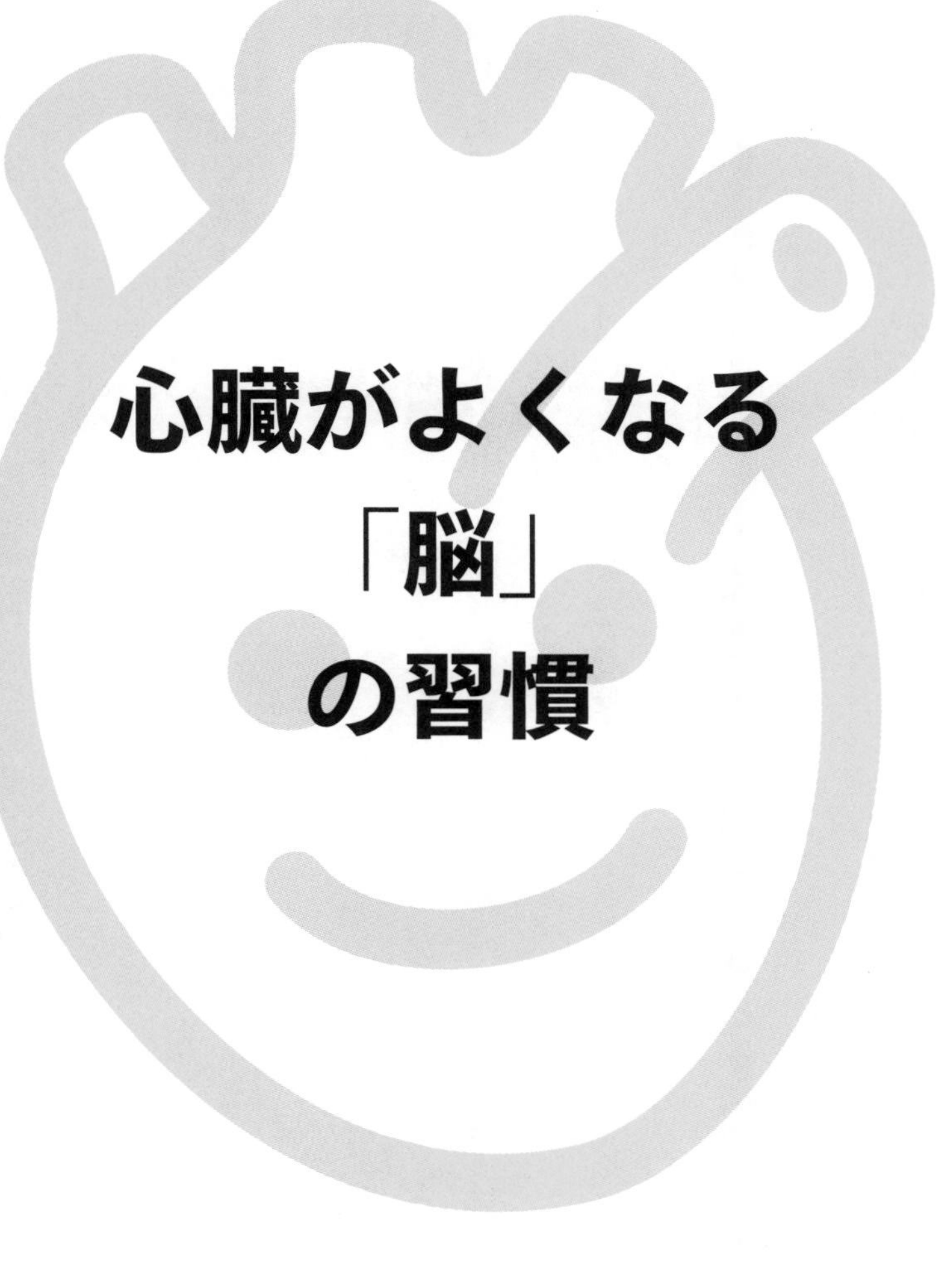

心臓がよくなる「脳」の習慣

自律神経が崩れると心臓に負担がかかる

脳と心臓は深く結びついている

人の身体は**神経**で動いています。神経は「**運動神経**」（**筋肉を動かす**）、「**感覚神経**」（**痛みなどを感じる**）、「**自律神経**」（**内蔵臓器を調整する**）に分けられます。

自律神経は、**心臓の鼓動を強く打たせるアクセルのような交感神経**と、**心臓の動きを抑えるブレーキのような副交感神経**で構成されています。

交感神経が活性化したときには、血管が収縮して血圧が上がり、気持ちが高揚してアクティブな状態になります。たとえば、人前で発表するときやショックな出来事があって緊張したり、怒りに震えたりするときなどに交感神経が活性化されるのです。このとき、脈が速くなり、血圧が上昇します。

心臓と脳は異なる器官に見えますが、じつは深い関係があります。そのカギを握っているのが「**ストレス**」です。

身体にストレスがかかると交感神経が刺激され、カテコラミンというホルモンが分泌され、そこからすべての事象が始まります。これが過剰に分泌されると精神的に興奮した状態を、不足すると脱力感や抑うつ状態を招きやすくなります。

交感神経の働きが高くなると、カテコラミンが分泌され、心臓は激しく動きます。また、皮膚や消化管などの細い血管が収縮し、身体中の血液が、脳や心臓といった重要な臓器に多く集まります。このとき、胃や腸の活動は抑えられています。

逆に、心身ともにリラックスしているときは副交感神経が活発で、脈が遅くなり血圧が下がって安定します。このとき心拍は抑えられ、胃や腸がしっかり活動するようになります。

この交感神経と副交感神経のバランスが崩れて交感神経の働きが強くなりすぎると、心臓に負担がかかり、血液を固めたりサラサラにしたりする機能が崩れて、血液がドロドロに…。結果、心臓病を悪化させてしまいます。

このように、ストレスが交感神経と副交感神経のバランスを崩し、心臓を悪くしてしまいます。意外かもしれませんが、脳と心臓には深い関係があるのです。

自律神経の不調で「たこつぼ型心筋症」になる

ストレスから自律神経のバランスを崩して心臓病を発症するケースはたくさんあります。代表的なのは循環器の領域ではとても有名な「**たこつぼ型心筋症**」です。

発症時の心臓の動きが「たこつぼ」に似ていることから命名されました。

原因は、感情や身体のストレスにより、交感神経が刺激されることです。

心臓はラグビーボールのような形をしていて、1分間に60〜100回の収縮と拡張を繰り返しながら、血液を全身に送り出しています。

健常者の場合、心臓全体が収縮して圧力をつくって全身に血液を送り込むのですが、たこつぼ型心筋症になると、心臓の先端が動かなくなり、そこに血液が固まって血栓ができ、脳梗塞や不整脈を引き起こすのです。たこつぼ心筋症は、高齢の女性が発症することが多く、数にすれば男性の6倍近くいます。

どの程度のストレスなら起こるのか、なぜ心臓の先端だけが動かなくなるのかは、まだ

たこつぼ型心筋症

健常者の心臓　　　　**たこつぼ心筋症の心臓**

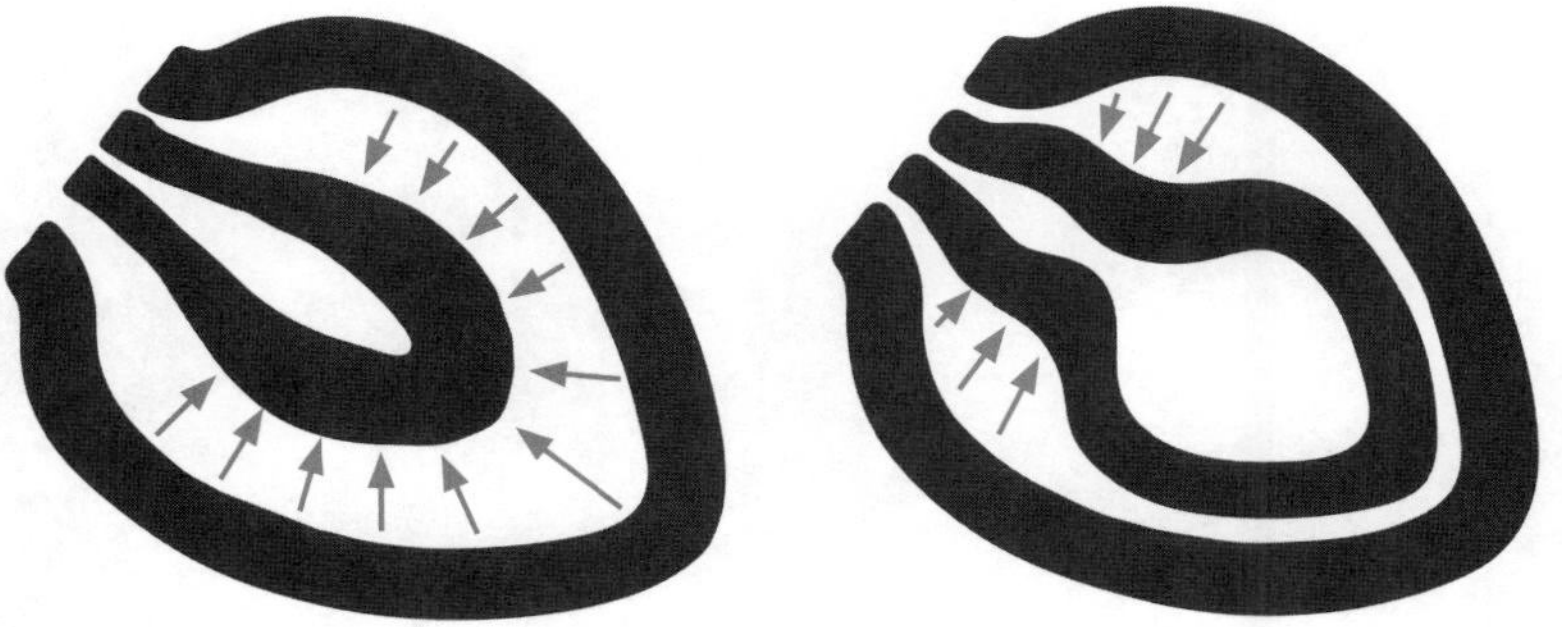

黒い部分が心臓の筋肉で、矢印が収縮運動。
たこつぼ型心筋症では、心臓の先がまったく動いていない。

わかっていません。精密検査をしても目立った問題はなく、話を聞いてみると、**発作が起きる直前に強烈なストレスを受けた**という事実が残るだけなのです。

たこつぼ型心筋症は、安静にしていれば2～3週間で回復するので、入院して経過を見ます。ただ極めて稀ですが、重篤な症状に陥る人もいます。

よくあるのは、夜テレビを観ているときに、涙を流すほど感情があふれたあとに冷や汗をかくほど胸が痛くなって救急受診すると、たこつぼ型心筋症と診断されたというものです。症状に驚いてしまいますが、薬と心臓リハビリを施せば、再発することはほぼありません。

だいたいは良性疾患ですが、急性期の場合は、心臓の動きが半分くらいになっていて、ほかの症状が起きていることもあります。

感動も、限度を超えると有害になる？

ストレスと心臓病は、強く関係しています。ストレスが原因の疾患は、たこつぼ型心筋症のほかにも、気管支喘息や心筋梗塞、胃潰瘍や十二指腸潰瘍、アトピー性皮膚炎など多岐にわたります。

強烈な負のストレスとして、ホラー映画や残虐なシーンを観て、心的なストレス障害や抑うつの状態になり、心臓病につながることがあります。

「感動」することはポジティブなことではあるのですが、心臓に悪いこともあります。たとえば、高額の宝くじが当たると、血圧はかなり上がってしまいます。衝撃を受けるほどの喜びで、心臓発作を起こした人もいるのです。

感動しすぎて心臓発作を起こしてしまうことは、循環器の世界ではよくあります。ポジティブな「喜び」でも、極端な非日常的なイベントはよくないのです。

コントなどのお笑いを客席で観ていて、笑いすぎて亡くなったという例もあります。

喜びの感情も、限度を超えると心臓にとっては有害にもなるということです。

ストレスは心臓にかなりの負担がかかる

自律神経失調症は心臓への打撃になる

自律神経は、身体の平衡感覚や全身の器官をコントロールしています。それが交感神経と副交感神経のどちらかに傾いてバランスを失うと、「**自律神経失調症**」になります。

交感神経の働きが急に高まると、胸がドキドキしたり痛くなったりします。また、心臓に無理な負担をかけたり、血液をドロドロにしたりして、心臓病を悪化させることもあります。逆に、副交感神経の働きが急に高まると、おなかが痛くなったり下痢になったりします。

自律神経失調症自体は、重篤なものではありませんが、薬の効果が得られないことが多く、QOL（クオリティオブライフ）を低下させるため手強い疾患でもあります。

自律神経失調症の症状

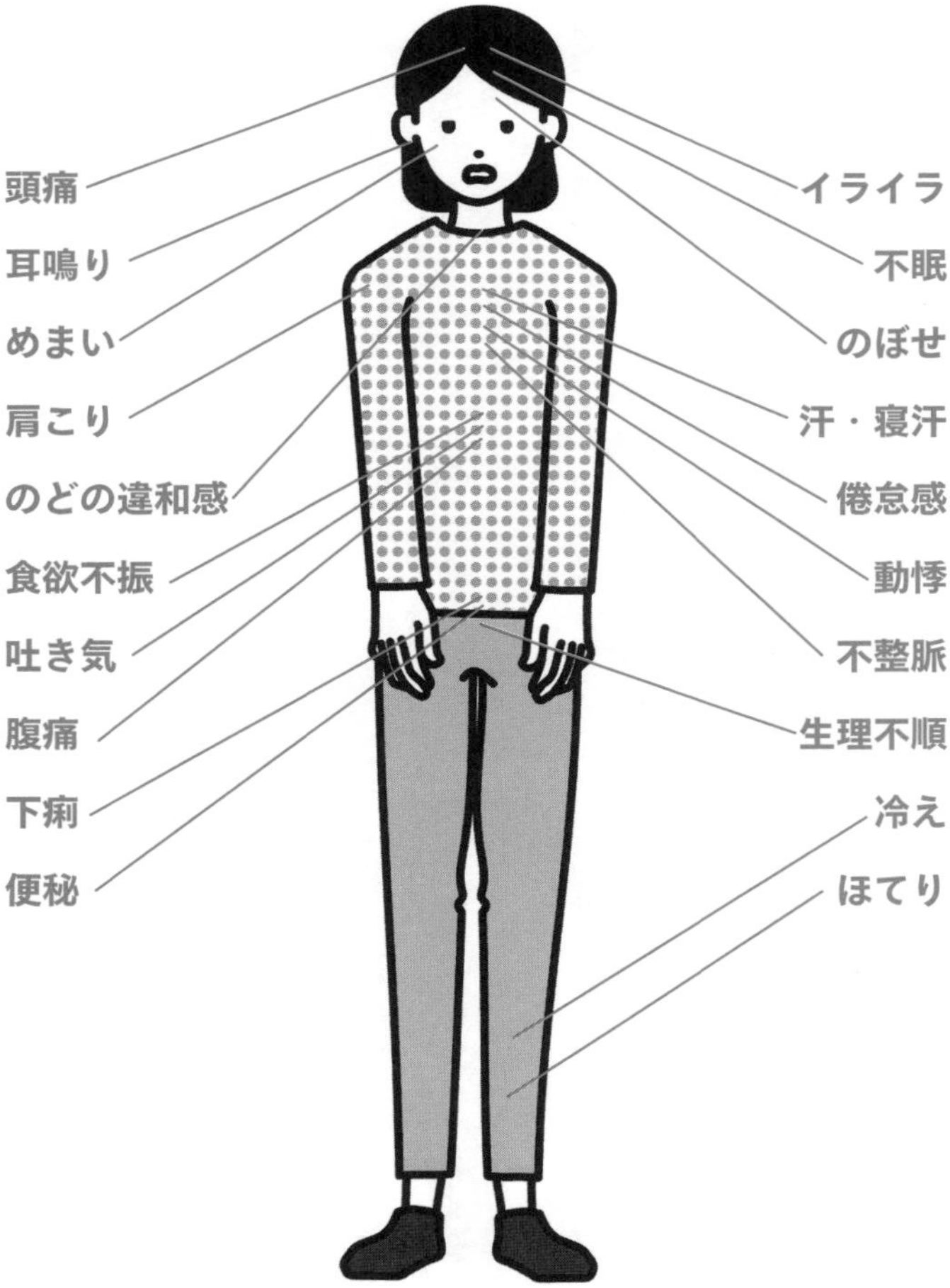
頭痛
耳鳴り
めまい
肩こり
のどの違和感
食欲不振
吐き気
腹痛
下痢
便秘
イライラ
不眠
のぼせ
汗・寝汗
倦怠感
動悸
不整脈
生理不順
冷え
ほてり

病院には、「胸がドキドキする」「胸が痛くなる」といった理由で心臓に不安を抱えて来院する人が多いのですが、診断してみると約半分の人はどこも悪くありません。

そこで、ほかに病気がないか調べるのですが、病気のサインは出ないことがほとんど。でも、患者さん自身は、軽めの不整脈などの症状がたまに出るので困っている。この症状の原因が、まさに自律神経失調症なのです。

患者さんの不整脈の原因が自律神経失調症であるとは言いきれなくても、話を聞いてみると、「職場が変わって間もない」「異動で上司が代わった」などでストレスを抱えていることがわかります。

睡眠不足になったり、勤務時間が長くなったり…と、日常が非日常に変わって、まだ身体に馴染んでいない段階でこのような症状が発生し、診療に来るというわけです。

ストレスを減らせば症状はやわらぐ

自律神経失調症の多くは、生活環境からくる精神的ストレスが関係しています。そのため、生活のリズムを見直して適度な運動をすることが、薬よりも効果的なことも。

心臓だけでなく便秘や下痢、咳など175ページ図のすべての症状がストレスと関連づけられるので、「これは現代病だ…」と思いながら診察することが多いのです。医師が患者さんと話をする際、治療や薬を処方しなくても、説明するだけで半分以上の人の症状が消えます。残る半数弱の患者さんも、交感神経を少し抑える薬を処方するだけで、ほぼ症状が消えます。

「原因がわからない」という患者さんの不安がストレスとなり、症状を悪化させているのです。

新型コロナや大震災で心臓病は増えた

とくに**心臓とストレスとの関係は大きく、新型コロナ感染症や大震災後などで非日常が続くと、動悸や息切れ、胸痛などの症状で受診する人が増えます**。このことからも、ストレスが身体に及ぼす影響が大きいことがわかります。

心臓だけでなく、内臓に悪いところはないのに症状はある、という**心身症**のような疾患も増えるのです。

また、同時多発テロのような事件のあとにも、不整脈は増えました。

人の生命や存在に影響を及ぼす出来事はトラウマとなり、身体や心のバランスを崩し、健康を保てなくなるのです。大きな出来事があると、日常生活がある程度元に戻るまで、ストレスを浴び続けます。

このような場合も、医者は傾聴し、説明し、場合によっては薬を処方するといったアプローチをします。これで回復は早まります。

ストレスから回復までの時間は、性格や考え方の違いが自律神経のバランスが整うスピードに影響するので、人によって異なります。

人間関係の取り方がうまい人は、逃げ道があるために軽度ですみますが、それができない人は、ストレスを抱え込んで処理しきれなくなり、症状も悪化。回復も遅れてしまいます。

ストレスは「心臓」だけでなく「心」にも影響します。

配偶者や近親者の死で精神的なダメージを受け、血圧が上昇して心不全が悪化して入院というケースもあります。

ケアされているという安心感は大きい

心不全が夏場よりも冬場のほうが多いのは、寒いと血圧が上がりやすいからです。真冬の朝にトイレに行って血圧が上がり、心不全になることはよくあります。心臓が弱っている人は、血圧の急上昇に対応できません。

心不全で入院するくらいの高血圧になると、肺に水がたまり、酸素不足で呼吸が苦しくなる→肺にたまったら水を抜く→酸素不足はつらいので血圧が上がる。この悪循環が続きます。これを断ち切るために、酸素を投与する措置をとります。

でも、**一番大切なのは、医療者が目の前にいることで「ケアしてもらっている」という安心感です**。

心理的にはそれぞれに不安を抱えている状況なので、「ケアされている」という心理的な安心はとても大きいのです。

心臓にはおだやかな人間関係がいい

人にストレスを与えなければ自分も受けない

心臓病の最終的な原因はストレスで、その最大の原因は人間関係です。ですから、ストレス状態に大きく影響するポイントを改善できれば、おだやかな生活が訪れます。

診察をしていてよく感じるのは、高齢者が孤独感にさいなまれて発作が起きる症状は、悩みや愚痴を聴いてくれる人がいれば、改善されるだろうということです。

従来の心理学では、「人間の行動は外部からの刺激への反応である」と考えられてきました。「外部からの刺激への反応」というのは、「批判する」「責める」「文句を言う」「ガミガミ言う」「脅す」「罰する」「褒美で釣る」といった行動です。

問題が発生したら、人は怒り、罰するなどの強い刺激を与え、相手を自分の思い通りに動かして解決しようとします。

人は自分を基準にして、相手の不足している部分に目が向きやすいもの。つい自分の正しさを相手に押しつけてしまいがちです。一方、相手も、意に沿わないことをされたらストレスと感じます。その結果、人間関係は壊れてしまうのです。

アメリカの精神科医ウイリアム・グラッサー博士は、**「ストレスを相手に与えないことで、自分も相手からストレスを浴びない。すべての行動は自らの選択である」**と述べています。ストレスを与えない行動とは、**「傾聴する」「支援する」「励ます」「尊敬する」「信頼する」「受容する」「意見の違いについて交渉する」**といった行動です。

行動を選択できるのは自分だけ。他人に行動を選択させることはできない。だから、問題が発生したら相手を受け入れ、話し合うことで解決する。その結果、良好な人間関係を築けるというのです。これは、心臓病にとってもいい考え方だと思います。

グラッサー博士の次の理論は、ストレスのない生活に活かすことができます。

①人にはそれぞれの人生観があるので、自分を基準としがちになり、まわりの人の自分と

は違う点に目が向きやすい。
②自分を基準に考えて、相手を整えてあげようという言動に陥りがちになる。
③相手が人生経験に基づいてした言動が、よかれと思ってされたことであっても、自分はいい気持ちにならない。
④ましてや、自分が好まない相手からされると、自分が好まない環境に置かれるため、交感神経が刺激されて心拍数が上がってしまう。

たとえば、いやな人が来るとドキドキするのは、交感神経の働きが強くなるからです。自分の言動を受け入れてくれる人であれば、居心地がよくリラックスできるので、副交感神経が強くなって、心拍数も落ち着いて血圧が下がり、平穏な心理状態になります。

人間関係をよくすることは、自律神経のバランスをいい状態に持っていけるので、最終的には心臓病の予防につながるのです。

実際、イライラやストレスを感じやすい人は、精神疾患に陥りがちです。

人間関係が心に及ぼす影響は、心臓を健康に保つためにも重要なのです。

ストレス反応はストレス障害に発展する

私たちが受けるストレスは、暑さ、寒さ、騒音、不快な刺激臭といった「**物理的ストレス**」と、人間関係や家庭の問題といった「**精神的ストレス**」に分けられます。

ただし、反応は人によって異なり、ストレスに弱い人もいれば強い人もいます。ストレスへの反応は、ストレスの大きさ、ストレスへの対応力、ストレス下の人に寄り添いやわらげてくれる要因（家族、友人からのサポート）などで異なります。

外部から過剰な攻撃を受けたり、長期間続いたりすると、身体は自動的に反応します。そのストレス反応は、次の順で進んでいきます。

①不安、イライラ、落ち込み、怒り、無気力、孤独などの感情があらわれる。
②怒りが爆発し、ケンカする、泣く、引きこもる、あるいは拒食・過食といった、現実から逃避する行動があらわれる。
③限度を超えると、動悸、息切れ、頭痛、腹痛、倦怠感、嘔吐、下痢、便秘、めまい、しびれ、睡眠障害など、全身に症状があらわれる。

実際、激しい怒りのあとでは、心筋梗塞や心臓発作、急性冠症候群を起こす危険性が5倍近くまで上昇するといわれています。怒ることで血圧が急上昇し、大動脈解離を起こし、救急搬送されることもあるのです。

内科疾患は原因と症状が一本の線でつながるのですが、ストレスではつながりません。適切な対応ができないときは「**ストレス障害**」になり、心と身体の健康を保てなくなります。

ストレスは楽しく嬉しいことでも起きる

トーマス・ホルムスとリチャード・ラーエという人が、次ページの表のようにさまざまな**人生の出来事の精神的ストレスの大きさ**を点数化しました。

過去1年間の出来事の点数の合計が200〜299点の人は50%の確率で、300点以上の場合は80%の確率で、なんらかの病気になるというのです。これもストレスは身体によくないということを裏づけるものです。

ストレスは、気管支喘息、高血圧、心筋梗塞、胃潰瘍、十二指腸潰瘍、じんましん、アトピー、メニエール病など、あらゆる病気を引き起こし得るものなのです。

精神的ストレスの大きさ

配偶者の死	100
離婚	73
別居	65
拘留	63
近親者の死	63
けがや病気	53
結婚	50
解雇	47
離婚調停	45
退職	45
家族の病気	44
妊娠	40
性的困難	39
家族の増加	39
仕事上の変化	39
経済上の変化	38
配偶者との喧嘩の増加	35
借金	31
経済的破たん	30
職責上の変化	29
子供の独立	29

親戚とのトラブル	29
大きな個人的達成	28
配偶者の就職・失業	26
学業の開始・卒業	26
生活環境の変化	25
習慣の変化	24
上司とのトラブル	23
労働時間などの変化	20
住所変更	20
転校	20
娯楽の変化	19
宗教活動の変化	19
社会活動の変化	18
小口の借金	17
睡眠習慣の変化	16
家族団欒回数の変化	15
食習慣の変化	15
休暇	13
クリスマス	12
法律違反	11

表を見ると、配偶者の死はすさまじい精神的ストレスであることがわかります。解雇よりも結婚のほうがストレスがかかるというのは興味深い結果ですね。

結婚も環境の大きな変化で、実際、結婚後に心臓の調子が悪くなった人を何人か診たことがあります。いずれにせよ、**環境の変化は精神的ストレスがかかり、心臓によくない**ことなのです。

アメリカの心臓病学会で、怒りを感じたりストレスをためたりしないための方法論がいくつか述べられています。

その中に、「**家族との関係をよくし、仲のよい友人を持ち、よい環境をつくって会話をすることが最高の薬**」とあります。おだやかな人間関係は、心身の健康に大切なものであり、仲間をつくって人間関係を維持することは、心臓病を起こさないための大事なポイントなのですね。

まず人間関係を見直すこと、これが心臓病予防の第一歩です。

心が自律神経を乱し心臓病に発展する

心不全への不安がうつ症状を引き起こす

心が不安定になって**うつ病を罹患すると、狭心症や心筋梗塞、心不全、不整脈などの心臓病のリスクを上昇させます**。心不全の患者さんの約３割にうつ症状が認められ、社会的ストレスやうつ症状のある人は、心筋梗塞のリスクが約１・５倍になります。このように、精神的ストレスと心臓疾患は密に関係しているのです。

これは、自律神経の乱れによるものです。うつ病は自律神経のバランスを崩し、交感神経を活性化させ、心拍数や血圧を上げるのです。交感神経と副交感神経のバランスが乱れると、心臓に負担がかかるわけです。

また、**うつ病はホルモンのバランスも崩します**。

ホルモンには、視床下部〜下垂体〜副腎とつながってコルチゾールなどを調整するものがあります。

うつ病はこのシステムを壊し、ホルモンバランスを崩します。すると、血圧が上がったり心臓のまわりの血管が縮んだりします。うつ病が心臓病を引き起こす背景には、こうしたことが関わっているのです。

心不全で入院した人の30〜40%くらいは、うつ病と診断するほど重傷ではなく、「**うつ症状**」「**抑うつ**」と表現される「気持ちが落ち込んでいる」状態です。

その原因は、心臓病にかかってしまった事実を受け入れたくないという気持ち、自分の余命、今後の自分の人生設計などといった不安にあります。不安が大きく膨らんで抑うつ状態になるのです。心臓がほかの臓器と異なるのは、「自分はこれからどうなってしまうのだろうか」と深刻に考えてしまうことです。

心臓リハビリは心のケアにもつながる

私のクリニックで行っている心臓のリハビリは、週に1回、1回のセッションで1時間くらい、8人から10人くらいで一緒に行います。

ストレスは急性心筋梗塞の
発症リスクを増加させる

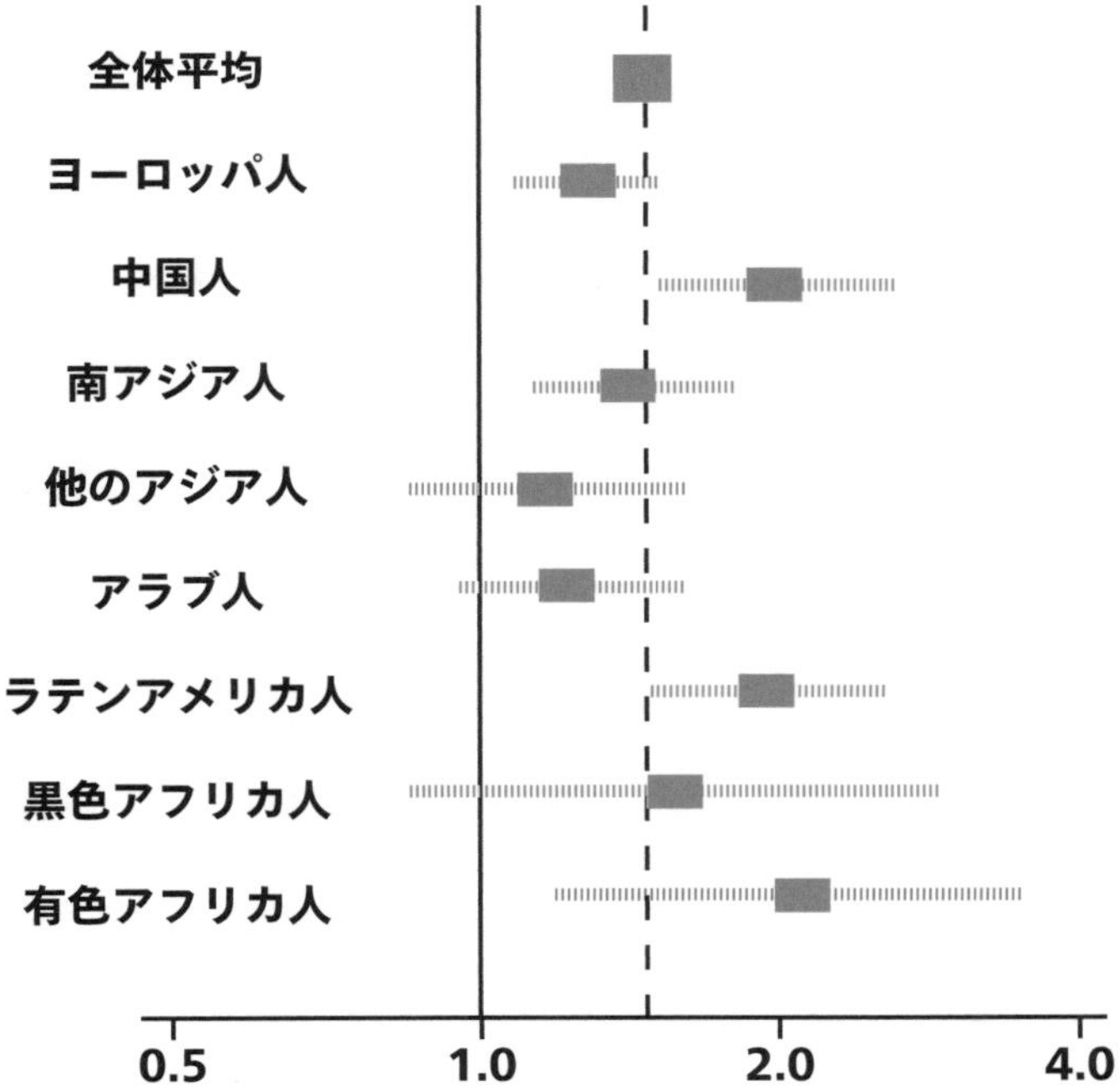

Rosengren A et al. Association of psychosocial risk factors with risk of acute myocardial infarction in 11119 cases and 13648 controls from 52 countries (the INTERHEART study): case-control study. Lancet 2004; 364: 953-962

大勢で行う意図は、単に1時間運動をするだけではなく、抑うつ症状にある人や心臓疾患の人の不安を取り除いたり、「これだけ運動をしても大丈夫だ」という自信をつけてもらうためです。

自信を持てたら自律神経の乱れが解消されて、バランスが整います。不安が生まれるのと逆の流れです。目の前に医療者がいるので、何が起きても安心だと思えますし、まわりには同じ心臓病の仲間がいます。こういった環境が、ストレスの要因となる不安を軽くしてくれるのです。

リハビリは心不全の予後を改善してくれます。**リハビリする中で、抑うつや自律神経の状態も整っていくので、すべての所見がよくなっていく**のです。

病は気から、心臓病も気から

「**病は気から**」という言葉がありますが、臨床をしているととくに実感します。心臓病の患者さんの多くは、精神的ストレスを抱えています。心臓病の治療法というと、投薬を思い浮かべる人が多いでしょう。でも、薬で症状が改善しても、再発防止や死亡率改善にはなかなかつながりません。

なぜなら、半分以上の患者さんには、悪いところが見つからないからです。一応、病名はつけますが、それは病名がないことに患者さんが不安を感じてしまうためです。

本当は「病気ではなく、ストレスです」で話を終えたいのですが、納得してもらえません。「結局、私の病名はなんですか？」となります。そこで肋間《ろっかん》神経痛や心臓神経症などの病名をつけて、なぜそうなっているのかを説明すると安心してもらえます。

心臓病の再発防止や死亡率の改善には、対症療法だけではなく、生活習慣の見直しと心臓リハビリが必要です。生活習慣を正すと、原因である疾患（高血圧、糖尿病、脂質異常症など）の改善にも、自律神経の安定にもつながります。

心臓リハビリは、医師と看護師、健康運動指導士、栄養管理士、薬剤師、臨床心理士など多くの職種がチームを組んで、ひとりの患者さんと向き合う包括的プログラムです。運動療法が中心で、患者教育やカウンセリングも含まれます。

「リハビリ」というと、整形外科のようにとらえられがちですが、心理的なサポートの側面が強く、不安感を取り去るのが最大の目的です。心臓病は臓器の病であっても、じつは精神面が大きく影響しているのです。

心臓病の多くはストレスからくるので、医師としては、そのような状況にしているストレスの出どころを調べます。でも、家庭内のことはわからないので、「そこが原因なので、できる範囲で修正してください」と伝えます。

もし修正できず症状も変わらなかったとしても、原因がストレスであることがわかるだけで、症状が消えることはあります。**原因を探ることには意味があるのです。**

ストレスがひどくなると、うつ症状になり、最終的に心臓病を引き起こすことも…。そういう人には、それ以上のサポートが必要で、心臓病の治療をしながら、原因になっている部分も同時にケアすることになります。

たかがストレス、されどストレス。

ストレスの存在は、無視できない問題なのです。

心臓病予防のカギはコミュニティ

歳を重ねても感情をコントロールする

人の寿命は血管に左右されます。健康で長生きするには、血管をしなやかにすることが重要なポイントです。

そのためには、糖尿病、脂質異常症、肥満にならないように注意し、ストレスを上手に回避して、血管を若く保つことが唯一の方法です。ストレスマネジメントも、血管をしなやかにするためには不可欠です。

年齢を重ねると、定年で社会的地位を失う喪失感や、先行きの見えない人生への不安、周囲の仲間と距離が開いていくことで、孤独感が増していきます。こうした出来事が重なると、心の病を引き起こすことにもなるのです。

高齢者特有の心の状態として、感情のコントロールが困難になる、不満・怒り・不安感が大きくなる、孤立感・孤独感が高まる、無気力・無関心になる、頑固になる…といった特徴があります。

よく、高齢者が若い人たちのやんちゃな行動にいろいろと不満を言います。怒鳴り散らしていることもあります。私のクリニックでも、待ち時間や順番に不満があると、そのような行動が見られます。性格のこともありますが、歳を重ねると感情をコントロールできなくなるようです。不安や孤独感などのネガティブな感情が自律神経をむしばみ、まわりを困惑させているのです。

なぜそうなってしまうのでしょうか。その原因は人間関係です。**イライラしたり怒鳴ったりする人は、心から安心できる人間関係を築けていないのです。**

では、豊かな人間関係を築くにはどうすればいいのでしょう。

おすすめなのは、友人や家族に話を聴いてもらったり、趣味の集いなどに参加したり、一緒にスポーツを行う…といったことです。ストレスをひとりで抱え込まず、いろいろな人と共有することで、充足感が得られます。

そして**何より重要なのは、普段の人間関係です。**話したいことを話せて、自分の話を聴いてもらうには、日頃から温かい人間関係を築くことが欠かせません。

誰もが歳をとります。そのときに豊かな人間関係が生まれるようなコミュニティがあれば、心の状態も変わってきます。小さくても心安らぐコミュニティがあれば、人が変わり、まわりも変わり、社会も変わります。

「長生きはしたものの不安ばかり…」とならないようにしましょう。

健康長寿には血管を若く保つこと

健康的に歳を重ねるには、血管を鍛えることも欠かせません。「人は血管とともに老いる」という言葉のとおり、血管を鍛えておかなければ心身ともにどんどん老いていきます。

まず**動脈硬化を防ぐために、糖尿やコレステロール、高血圧といった血管を錆びつかせる要因を避けるようにしましょう。**メインは**栄養バランスのよい食事**と、**定期的な運動をすること**です。

加えて、**ストレスマネジメント**も必要です。自律神経が整わなければ、交感神経が活性化してしまい、血圧が上がったり血液が固まりやすくなります。ストレスマネジメントは、血管をしなやかに保ち続けることにもつながっているのです。

運動時の血圧は通常時＋30がいい

最近「加圧トレーニングは血管を丈夫にし、細い血管が増える」などといわれています。しかし、血圧が上がりすぎるほど圧を加えてはいけません。基準は、**通常時の血圧から30くらいの上昇で落ちつくような負荷量**にすることです。

心臓リハビリという運動療法の中にも、有酸素運動と筋力トレーニングがありますが、そこにも本来かけられる6～7割くらいの負荷量を、週に2～3回、1セッション15回くらいというガイドラインがあります。

ストレスになりすぎず、血圧が上がりすぎないような方法を選択したいですね。

食事や運動、ストレスマネジメントは、毎日の習慣に取り入れてください。

対策が早ければ早いほど、効果も出やすいので、ぜひ、楽しみながら行いましょう。

第6章

心臓がよくなる「睡眠」の習慣

睡眠の質を上げると心臓にいい

睡眠は、時間より質

睡眠は、時間よりも「質」を優先的に考えましょう。

個人差もありますが、過度の「なかなか眠れない」「睡眠が浅くてよく目が覚める」というのは睡眠の質が悪い証拠。「ストレスが多い」「寝る前に満腹になるまで食べる」「アルコールの摂取」という原因が考えられます。

就寝中は副交感神経が優位になるので、本来、交感神経は完全に休んでいるはずです。つまり、リラックスした状態であるため、心拍数は揺れ動かず、一定の低い数値で推移します。でも、ストレスの多い人は交感神経が活発になり、なかなか寝つけず、睡眠の質が下がってしまいます。

睡眠不足や不眠、睡眠の質の低下で、就寝中は本来休んでいるはずの交感神経が刺激され、結果として心臓に鞭打って動かしてしまうのです。その結果、血圧や脈拍を上げ、心臓病につながっていきます。これは睡眠時無呼吸症候群と同じ状態です。

睡眠不足は心臓病につながる

睡眠不足や不眠は、高血圧、糖尿病、心臓病など生活習慣病になるリスクを高め、うつ病などの心の不調にもつながります。うつ病になると、さらに眠れなくなり、負の連鎖がずっと続き、心臓病の原因にもなります。

「原因と結果」という意味では、精神疾患の人に心臓病が増えるのは当然のこと。両者は一本の線でつながっています。ですから、**睡眠不足や不眠を解決することは、生活習慣病の発症や重症化の予防となり、心の健康にもなるのです。**

不眠はうつ病の原因にもなるうえ、心臓病のリスクも高めます。健常者を対象とした実験では、睡眠の機会を奪って睡眠不足になると、感情を調節する脳の前頭前野《ぜんとうぜんや》の活動が低下します。そして、ストレスホルモンであるコルチゾールの分泌量が増えて、不定愁訴《ふていしゅうそ》、不安、抑うつ、被害妄想が発生し、感情を調節する力や思考する力、記憶力などの低下という症状があらわれます。

深酒は熟睡を妨げ大病を招く

飲酒は、ぐっすり眠れるようなイメージがあるのではないでしょうか。**たしなむ程度であれば許容範囲ですが、基本的にはよくありません。**

飲酒は、入眠しやすい状態にはなりますが、睡眠中に目が覚めて、そのあと寝つけなくなるという「中途覚醒」を起こしやすくします。結果、入眠ができなくなるということもあるのです。

ほかにも、アルコールが体内で分解されるときに発生するアセトアルデヒドは、ノンレム睡眠を妨げて浅いレム睡眠状態が長く続くことになり、長期的には飲酒が睡眠を質・量ともに悪化させてしまいます。

また、飲酒後に仰向けに寝ると、いびきが多くなり、睡眠時の無呼吸のリスクが上昇。飲酒によって、睡眠時無呼吸症候群の状態をつくってしまうのです。酸素飽和度の低下や無呼吸の時間が長くなることに加え、アルコールによる利尿作用の促進、寝汗による血液の固まりや、血管の詰まり…といった悪影響もあります。飲酒する人が睡眠中に脳梗塞、心筋梗塞を起こしやすいというのはこれらの原因の結果です。

入浴は質の高い睡眠をもたらす

就寝前に40℃くらいの入浴をすることは、精神的なリラックス効果をもたらします。お湯に浸かることで血管が拡張して、質の高い睡眠が期待できるのです。

でも42℃以上となると、体温が上昇しすぎて交感神経を活性化させるため、かえって入眠を妨げてしまいます。サウナは、心臓の面から考えるといいことはありません。汗が噴き出して、息苦しくなることもあります。

鹿児島大学の心臓病の先生が「和温療法」という研究をされています。低温のサウナは血管を広げ、リラックスできるので心臓にいいのですが、交感神経が活性化しすぎるような高温のサウナは考えもの。熱いサウナに入り、そのあと水風呂に飛び込んでシャキッとするというのは、心臓病の人には自殺行為です。

マッサージは痛いかどうかが基準

運動療法は健康効果があるのと同時に、睡眠の質も高くします。**週に150分以上の習慣的な運動をしている人は、入眠しやすく、中途覚醒も起こりにくくなります**。ですから、運動を日々の習慣にすることは睡眠にもよいのです。

ではマッサージはどうでしょうか。リラックスのためにマッサージを受ける人は多いのですが、種類によってはかなりの痛みをともなうものがあります。

「痛いマッサージは効果的ですか?」という質問がありますが、普通に考えれば、痛みを我慢すると血圧が上がるので、いいことはほとんどありません。リラックスできることを基準に考えたほうが、心臓の面から見れば、よりよいはずです。

ストレスの感じ方には個人差があります。自分がストレスになると感じるなら、血圧や脈拍は上がっているはずなので、交感神経が働きすぎているということです。

マッサージは痛いか痛くないかを基準に考えるといいでしょう。

寝る直前の飲食は内臓に負担をかける

食べてすぐに寝てはいけない

睡眠の質が悪くなる原因は、「ストレスが多い」「寝る前に満腹になるまで食べる」「アルコールの摂取」と大きく３つに分けられるという話をしました。

この中の「**寝る前の満腹**」についてですが、消化・吸収には、それなりに時間がかかります。食べたものはまず胃に入り、消化酵素が混ぜ合わさって分解され、時間をかけてドロドロになっていきます。ご飯などの炭水化物が消化されるまでには2時間くらい、肉などのタンパク質になると3時間近くかかります。

寝るときには横になりますが、そうすると食べたものが十二指腸から小腸、大腸に進みにくくなって逆流し、胃酸がのぼってきます。そのために苦い感じがして、胸焼けで覚醒してしまうこともあるのです。

眠っている間は体内の動きが落ちていて、それでも消化・吸収しようとすると、身体が疲れてしまいます。消化器でゆっくりと蠕動《ぜんどう》運動されながら消化・吸収すると、結果として胃腸が夜中にずっと動き続けるので、身体は休まりません。

また、動かないことでカロリーは身体に吸収され続け、消費されないため、肥満を促進します。

このように、**寝る直前の飲食は、いいことなどまったくありません**。就寝に近い時間に夕食・夜食をとって満腹になることは避けるべきです。

少なくとも就寝の2～3時間前には食事をすませておきましょう。

また、コーヒー・緑茶・チョコレートなどのカフェインが含まれる飲食物には覚醒作用があるため、敏感な人は就寝の5～6時間前から控えたほうがいいですね。

就寝前の喫煙も、ニコチンが刺激剤として作用するため、好ましくありません。

食事は何をいつ食べればいいのか

食事については、**食べる時間**も、**何を食べるか**も重要です。

理想は3食を同じバランスで食べること。日本人は夕食に時間をかけて多めに食べ、朝はあまり食べない傾向があります。

できれば、**朝昼夜を3等分し、4：4：3か4：3：4くらい**にして、夕食を食べすぎるのは控えめに。朝食は簡単なものでもいいので、脳のエネルギー源として糖分を摂るのがいいでしょう。エネルギー不足で日中の活動が低下すると、夜の睡眠に影響するからです。

炭水化物は食事全体の5～6割、肉は2～3割になるようにすると、身体に負荷がかかりません。肉は、炭水化物に比べれば消化・吸収に時間がかかります。炭水化物は2～3時間、肉は3～6時間、魚は肉と炭水化物の中間くらい。ＥＰＡやＤＨＡなど身体にいい成分があるので、意識的に摂るべきです。

質の高い食事は、質の高い睡眠にもつながります。

睡眠時間は短くても長くても心臓に悪い

7時間睡眠が生活習慣病を遠ざける

睡眠時間は、短くても長くても心臓によくありません。実際、短時間の睡眠や不眠が、肥満、高血圧、糖尿病、心臓病といったさまざまな疾患のリスクを高めています。

事例として、高血圧で糖尿病の患者さんの中で睡眠時間が6時間未満の人は、心臓疾患で死亡するリスクが6~7時間睡眠の人と比較して2倍ほど高いといわれています。

睡眠の問題を早期発見し、適切に対処することで、多くの生活習慣病の発症や重症化の予防につなげられます。

一方、長時間の睡眠は身体をリラックスさせるイメージがあると思いますが、最近では心臓によくないといわれています。長く眠っていると、睡眠の質が落ちて中途覚醒してしまう、横になっている時間が長いために筋力が落ちてしまう、という問題があるのです。

生活習慣病と睡眠時間の研究によれば、極端に短いか長い睡眠時間の人と比べて、睡眠を約7時間とっている人は、生活習慣病になる危険性が少ないようです。厚労省は「健康な人の睡眠時間は加齢とともに自然と減る」としたうえで、**適切な睡眠時間を25歳で約7時間、45歳で約6・5時間、65歳で約6時間**としています。

とはいえ、これはあくまで目安です。一番のポイントは、「ぐっすり眠る＝質のよい睡眠」をつくり出すこと。そのための環境をつくることが、心臓病の観点からも大切です。たとえば、「熱すぎるお風呂に入らない」「夜更かしをしない」「寝る直前に深酒をしない」「太陽の光を浴びる」「運動不足を避ける」「うつ病になるようなストレスを避ける」といった普通のことをすることです。

睡眠過多は睡眠不足より害が多い

適切な睡眠時間は、季節でも変わります。健康保持の観点からは、日中しっかり覚醒して過ごしていることが、夜の十分な睡眠を導きます。日中に眠気に襲われて困るようなら、睡眠不足と判断できます。7時間以上睡眠をとっても眠いようならば、睡眠の時間でなく質が悪い可能性があるので、見直すべきです。

心臓病とは直接関連しませんが、アメリカのマサチューセッツ大学における糖尿病に関する研究があります。糖尿病患者がもっとも少なかったのは7時間睡眠の人たちで、5時間以下の睡眠では発症率がその2・6倍、8時間以上の睡眠では3・6倍だったと報告されています。長い睡眠をとっている人のほうが、短い睡眠の人よりも発症率が上がっているのです。

さらに、中年以上の長すぎる睡眠は、記憶力と意思決定能力＝脳認知能力を低下させてしまい、心疾患やうつ症状の発症頻度も増加させるという報告もあります。

厚生労働省でも、9時間以上寝床にいる人は、9時間未満の人よりも中途覚醒を起こし、それによって血流を悪化させてしまう可能性が高いとしています。

ホルモンの分泌からも早寝早起きがいい

人の身体は、3時～5時くらいの間に副腎皮質ホルモンが出始め、明け方には血糖値も血圧も上がってきます。血圧が上がるのは副腎皮質ホルモンが出るからであり、これは大人になってからも変わりません。朝起きて活動しようとするときに血圧が低いと動きづらいので、生体のメカニズムとしてそのようになっているのです。

朝の3～5時に副腎皮質ホルモンが出るということは、「その前後で起きましょう」という身体のつくりになっているはずなので、そこから逆算すると、**夜の22時前後に寝ることが理想**なのでしょう。

ちなみに、私の生活はそれに近く、夜の22～23時に寝て、朝の4～5時の間に起きています（子どもがその時間に寝るので、それに合わせているだけなのですが）。理由は何であれ、6～7時間という睡眠時間を考慮したうえでも、生理学的にはそれがもっともいいようです。

朝方は血圧が上がるので、もともと血圧が高い人はさらに上がります。実際、脳卒中を発症するのは朝の4～5時が多いといわれています。

誰かと眠るのはストレスがなければいい

睡眠の質、時間に加えて、睡眠環境も大切です。枕ひとつ替わるだけで眠れない人もいます。不眠の患者さんの話を聞いていると、ベッドや枕の素材を替えるだけで、睡眠剤が必要なくなる人もいます。不眠で悩んでいるなら、**睡眠の環境を整えてみる**こともひとつの対策です。

また、ひとりで寝るのと、ほかの誰かと一緒に寝るのとの違いは、ケースバイケースです。人それぞれ、ストレスの度合いが異なるからです。

睡眠は質や時間、そして環境によって身体にストレスにもなれば、いい効果ももたらします。毎日誰もがとる睡眠が、心臓病をはじめ身体の健康を左右するのです。

良質な睡眠生活を心がけたいものですね。

低酸素状態が睡眠時無呼吸症候群を招く

自覚症状が軽いからこそ危険

睡眠時無呼吸症候群については罹患する人が多いため、再度お伝えしておきます。当初は、私たち臨床医の間でもさほど重要視されていませんでした。

しかし、自動車同士の事故（2002年、和歌山）、山陽新幹線の事故（2003年、岡山）、大型トレーラーの事故（2008年、愛知）、などで、睡眠時無呼吸症候群が原因と判定されたことから注目されるようになりました。

これらの事故をきっかけに一気に研究が進み、高血圧症、脳卒中、狭心症、心筋梗塞などの循環器の病気と密接な関係があることが明らかになったため、治療が必要な疾患となったのです。

この疾患の怖いところは、肝心の本人がほとんど症状を自覚しておらず、多少の眠気を感じる程度だということ。実際の症状と自覚症状のギャップが大きいのが特徴です。

睡眠時無呼吸症候群で循環器が悪くなる

睡眠時無呼吸症候群による交感神経の刺激は、循環器のさまざまな病気の下地となっています。無呼吸になることで身体の酸素濃度が下がり、「低酸素血症」が生じて、心拍数や血圧が上昇します。本来は酸素吸入しなくてはならないレベルであり、身体にとっては非常事態です。

そのため、心臓が反応し、心拍数を上げて身体中に十分な酸素を供給しようとします。その結果血圧が上がり、就寝中にも関わらず、心臓には日中に運動をしているときと同じような負担がかかってしまうのです。

このような非常事態が毎晩発生して、6〜7時間も身体に酸素が足りない状態に…。何年も繰り返すことで、さまざまな循環器の病気を発症することになるのです。

睡眠時無呼吸症候群の突然死は2・6倍

睡眠時無呼吸症候群の人の50％が高血圧で、50％の人に就寝中なんらかの不整脈が起き

睡眠時無呼吸症候群の合併リスク（健常者との比較）

高血圧症	約２倍
狭心症・心筋梗塞	２～３倍
慢性心不全	約２倍
不整脈	２～４倍
脳卒中	約４倍
糖尿病	２～３倍

※「循環器領域における睡眠軸呼吸症候群の診断・治療に関するガイドライン」（2010年）より作成

ています。しかも、心房細動や心室頻拍のような悪性度の高い不整脈が多いのも特徴です。その結果、深夜0時〜午前6時に心臓が原因で突然死するリスクは、健康な人の約2・6倍もあるのです。

眠っているときは交感神経ではなく、副交感神経が優位な状態なので、本来であれば心拍数は低いところで一定に動きます。ところが、睡眠時無呼吸症候群のために低酸素で心拍数が上がります。

いびきをかいたときには酸素が身体に十分入ってくるために酸素濃度が改善されて、心拍数が急激に下がる。呼吸が止まると、酸素が入ってこなくなるので、苦しくなって心拍数が上がる。さらに、いびきをかくと心拍数が下がる…。

このように、夜中に心拍数がずっと変化し続けているわけです。心臓は変化を嫌うのに、かけっこをして休み、またかけっこをして休むということを、6〜7時間、夜通し繰り返すため、身体は疲弊してしまいます。

これらの蓄積によって、心筋梗塞や脳梗塞が増え、夜中に突然死してしまうのでしょう。だからこそ、**睡眠時無呼吸症候群は絶対に治療をしなければならないものであり、見落とさないようにしなければならない疾患とされている**のです。

睡眠時無呼吸症候群には治し方がある

睡眠時無呼吸症候群の治療は、減量をはじめとした生活習慣の改善や「**持続陽圧呼吸療法**」が一般的です。これは、就寝中にマスクを着けて寝て、気道に空気の圧力（陽圧）をかけ続けることで、舌の根元が沈み込んで気道が塞がるのを防ぐものです。

持続陽圧呼吸療法は、無呼吸の状態を減らすことで交感神経の働きを抑え、血圧低下や不整脈の減少、インスリンが効きにくい状態を改善するといった効果があり、心筋梗塞や狭心症、脳卒中などの循環器病の発症を抑えます（糖尿病も改善）。

いびきは音量より体内の酸素量が問題

いびきの程度には、個人差があります。実際のところは、検査をして、身体にどれくらい酸素が入っているのかを調べないと正確な判断はできません。いびきの音量だけではわからず、静かでも深刻な場合があります。

たとえば、男性で身体の大きい人は、肺が酸素を吸い取る能力（肺機能）も高いので、空

持続陽圧呼吸療法の原理

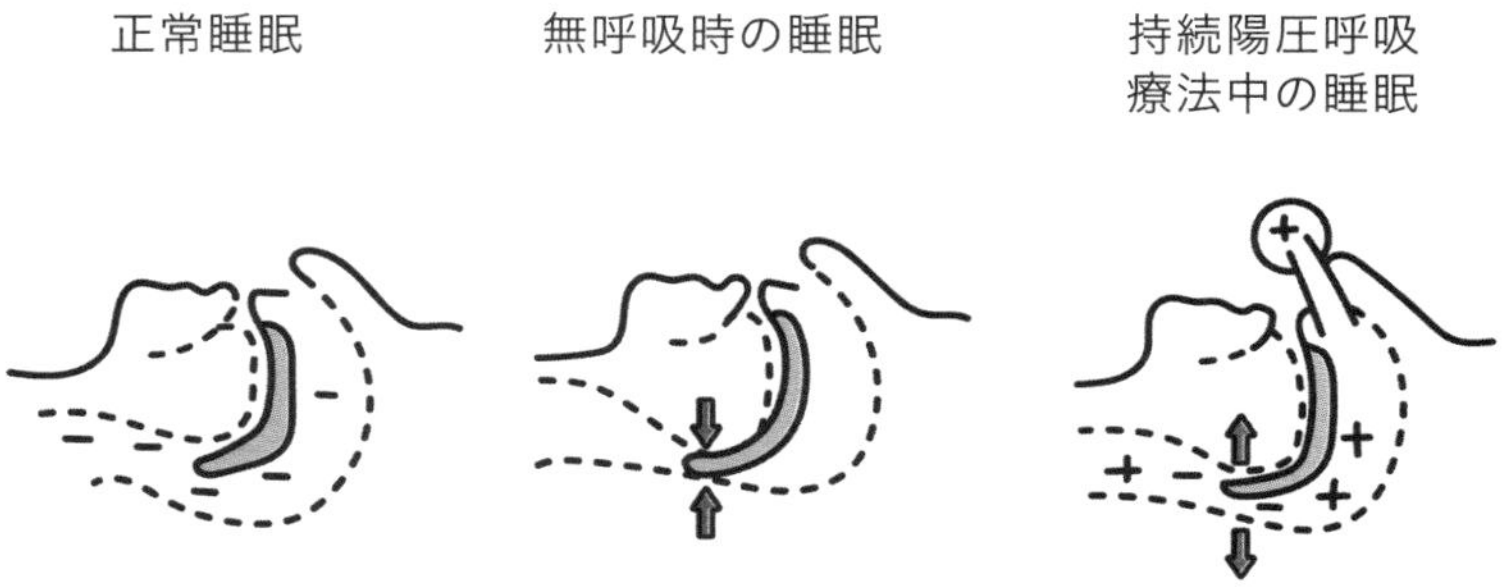

持続陽圧呼吸療法の死亡率抑制効果

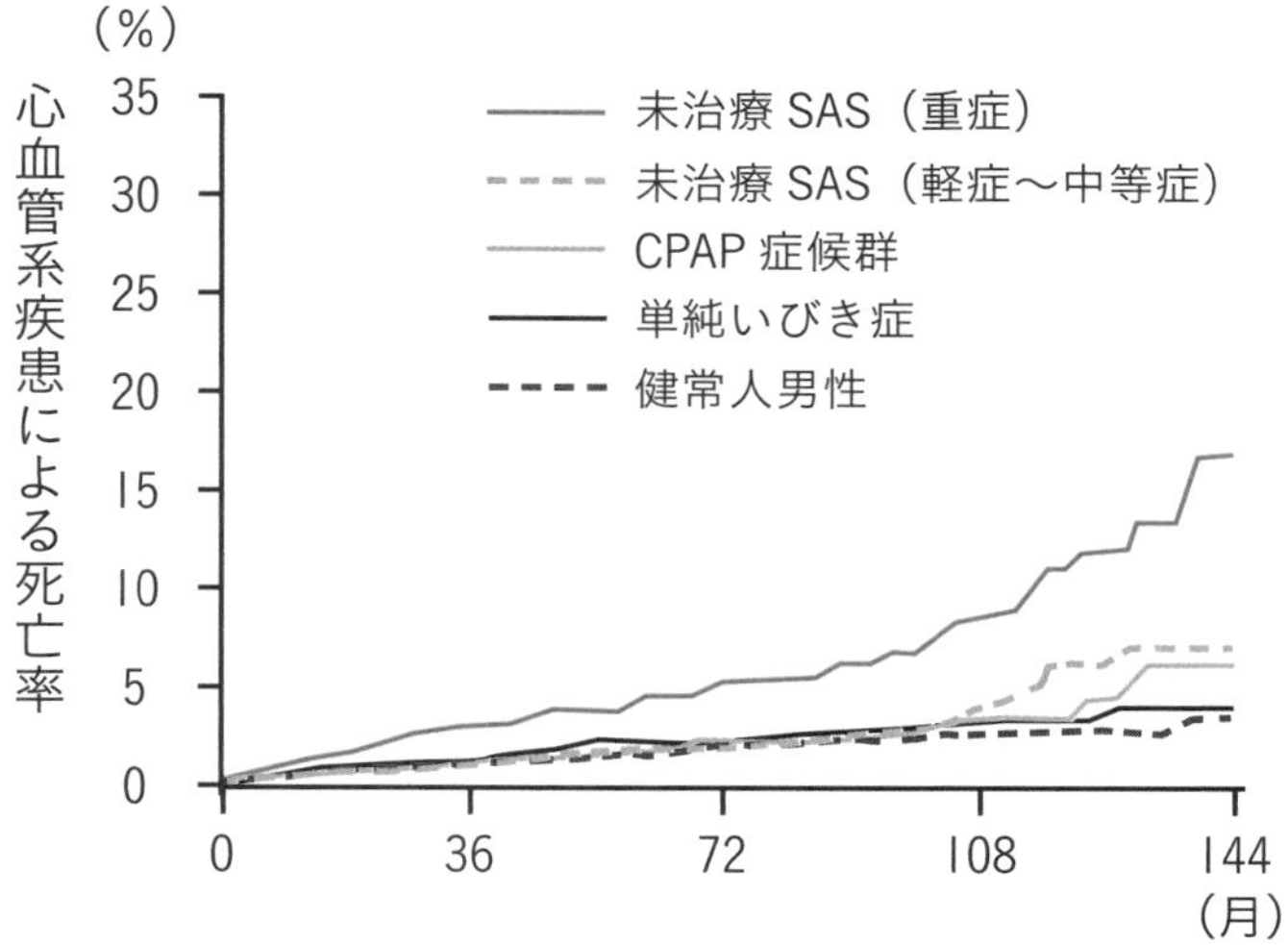

Marin JM et　al. Long-term cardiovascular outcomes in men with obstructive sleep apnea-hypopnea with or without treatment with continuous positive airway pressure: An observational study. Lancet 2005; 365: 1046-53

気の出入りが多くなります。なおかつ、空気の通り道が狭くなると、大きな音になるのです。身体の小さい人で、空気の通り道がそれほど狭くなければ、音が出ないこともあります。

このように、いびきは身体のサイズでも異なるので、単に音の大小では判断できず、検査をしてみなければ正確な判断はできません。

睡眠中のことでは、いびきのほかに、糖尿病などで低血糖になるような強い治療をしている場合も、心臓に負担がかかります。

なお、歯ぎしりについては、心臓病との因果関係はありません。

横向きに寝ればいびきは抑えられる

眠るときの姿勢で空気の通り道を確保するために一番いいのは、**横向き**です。うつ伏せになると、呼吸時に肺に加重がかかるので、胸郭が圧迫されて肺が広がりにくくなります。

また、顔が布団にかかることで呼吸がしづらくなってしまいます。

いびきが出やすいのは、仰向けに寝たときです。上を向くと舌が喉のほうに落ちて空気の通り道を狭めるので、とくに睡眠時無呼吸症候群の人には右か左を向いて眠るように指導します。とはいえ、眠ったあとの寝返りで仰向けに戻ってしまうこともあり、難しいところです。

心不全の治療では座った状態で眠る

これは睡眠時無呼吸症候群とは少し違う話ですが、心不全が悪化するとマスク治療をします。症状が厳しいときは、数日間ですが、舌を落ちにくくして、寝ているよりもラクな**腰かけスタイルで寝る**治療をします。

座り方には、高さのある座面に腰かける方法もあれば、ベッドに腰かけて背もたれに身をゆだねる方法もあります。要するに肺が広がりやすくなる姿勢で、マスクを着けて寝るのです。

心不全などの疾患がある場合や、舌が落ちないようにしたいときは、腰かけて寝るのがいいでしょう。それができなければ、もちろん横に寝てもかまいません。

このように、睡眠時の呼吸の状態は、睡眠時無呼吸症候群だけでなく心臓の機能に大きく影響しています。睡眠は人生の３分の１という時間を費やす大切な時間。一生の健康を大きく左右するものです。正しい知識で質のいい睡眠を確保したいですね。

おわりに

心臓にいい生活とは、心臓に負担をかけないよう急激な変化を起こさないようにすることです。清涼飲料水を飲む代わりに、水やお茶を飲む。質の良い睡眠を取る。適度な運動で心臓を強くする。煙草やお酒は控える。ストレスの少ない環境を作る。これらのことは、心臓だけでなく、健康な生活を送るための基本的なことでもあります。食事療法、運動療法という当たり前のことを愚直に、習慣として行うことが一番の近道なのだな、と90歳を超える超高齢の患者さんを拝察して気付き、勉強させてもらっています。健康管理に近道はありません、魔法もありません。「食事」「運動」「呼吸」「脳」「睡眠」の5つの生活習慣が、心臓病の予防には重要で、日々の生活習慣が、10年、20年後のあなたの健康を左右するのです。

私は、本書のなかで「上質世界」について触れました。「人は自分が求めている世界を得るために行動するよう遺伝子に組み込まれている」……。その「上質世界」には、きっと、健康的で長生きするあなたがいるはずです。私たちは、本質的に、健康的で豊かな生活を送るために生きているのです。それを失う理由は、ありません。医師として、まずは「あなたが健康でいられるかどうか」、それを行動の第一原理にしてほしいと願います。

医学は日進月歩で進んでおり、心臓病の治療も昔日と比べて格段に向上しました。心臓カテーテル治療は1泊2日が基本です。そのためか、「また治療してもらえばいいか」と安易に考え、術後のケアや再発予防のための治療をおろそかにされる患者さんもいらっしゃいます。しかし、心臓病の多くは生活習慣病であり、生活習慣を変えなければ、結局は寿命を縮めていくだけです。私はそうした患者さんを何人も見てきました。

選択するのは、あなたです。「健康長寿」を得ることは、難しいことではありません。この本をお読みいただいた方には、正しい生活習慣を体得して、健康に悩まされない日々を歩んでいただきたいと思います。

最後になりましたが、この「健康長寿の人が毎日やっている心臓にいい生活」をつくり上げていくのに、医師として多くのご指導を頂いた諸先輩方にこの場を借りて感謝申し上げます。

また、未熟な僕をクリニック開業時から支えてくれているクリニック幹部の柴田有美さん、竹内由紀さんにも心から感謝と敬意を捧げたい。そしてクリニックの心臓リハビリテーションをひっぱり今回出版に際しても運動療法のYouTubeを作成してくれた東野亮太くん、執筆にアドバイスをくれた桝谷祐一くんにも感謝をお伝えしたい。

またクリニックを支えてくれている関連会社のみなさま、連携病院のみなさま、友人後輩たち、そして何より大切なクリニックスタッフのみんな……そして僕を支え見守ってくれている家族に心から「ありがとう」と伝えたい。

そして、出版のきっかけを作ってくださった株式会社パジャ・ポスの池本克之さん、この拙い内容に光を当て出版まで導いてくださった株式会社プレスコンサルティングの樺木宏さん、silas consultingの星野友絵さん、株式会社自由国民社の竹内尚志さん、スタッフのみなさまに心から感謝申し上げます。

別府 浩毅

別府 浩毅（べっぷ こうき） 心臓専門医（循環器専門医） 総合内科専門医 糖尿病専門医 透析専門医

広島大学医学部医学科卒。京都大学付属病院、三菱京都病院等で循環器内科、糖尿病を専門として15年の勤務を経て独立開業。

「第一は生活習慣の見直し」をモットーとし、治療薬や高度な医療機器による成果を出しつつも、患者自身が生活を振り返り、改善することを重視している。

特に心臓疾患の多くが糖尿病などの生活習慣病と大きく関係していることを危惧しており、食事・運動といった日常の基本的な生活習慣改善を重点的に指導。生活習慣病は相互に関連することから、より質の高い医療を提供する医師としても珍しい４つもの領域の専門医資格を取得。

「患者とともに歩む医療」をテーマに掲げ、日々の治療に励んでいる。

[専門資格]

・循環器内科専門資格　日本循環器学会　循環器専門医
　心臓リハビリテーション学会　心リハ指導士
・内科医専門資格　日本内科学会　認定内科医・総合内科専門医
・糖尿病専門資格　日本糖尿病学会　糖尿病専門医
　日本糖尿病協会　療養指導医
・腎臓（透析）専門資格　日本透析医学会　透析専門医
・その他資格　日本医師会　認定産業医
　京都府介護支援専門員
　認知症ケア専門士

Special Thanks to:

企画協力：
樺木宏
（株式会社プレスコンサルティング）

編集協力：
星野 友絵（silas consulting）

本文イラストレーション：
ウラアイ
株式会社 ラポール
イラストエージェント事業部

心臓専門医が教える！
健康長寿《けんこうちょうじゅ》の人《ひと》が毎日《まいにち》やっている
心臓《しんぞう》にいいこと

二〇二一年（令和三年）八月八日　初版第一刷発行
二〇二四年（令和六年）十月十一日　初版第十二刷発行

著　者　別府 浩毅
発行者　石井 悟
発行所　株式会社自由国民社
東京都豊島区高田三―一〇―一一　〒一七一―〇〇三三
電話〇三―六二三三―〇七八一（代表）
造　本　ＪＫ
印刷所　株式会社光邦
製本所　新風製本株式会社
©2021 Printed in Japan

○造本には細心の注意を払っておりますが、万が一、本書にページの順序間違い・抜けなど物理的欠陥があった場合は、不良事実を確認後お取り替えいたします。小社までご連絡の上、本書をご返送ください。ただし、古書店等で購入・入手された商品の交換には一切応じません。
○本書の全部または一部の無断複製（コピー、スキャン、デジタル化等）・転訳載・引用を、著作権法上での例外を除き、禁じます。ウェブページ、ブログ等の電子メディアにおける無断転載等も同様です。これらの許諾については事前に小社までお問い合わせください。また、本書を代行業者等の第三者に依頼してスキャンやデジタル化することは、たとえ個人や家庭内での利用であっても一切認められませんのでご注意ください。
○本書の内容の正誤等の情報につきましては自由国民社ウェブサイト（https://www.jiyu.co.jp/）内でご覧いただけます。
○本書の内容の運用によっていかなる障害が生じても、著者、発行者、発行所のいずれも責任を負いかねます。また本書の内容に関する電話でのお問い合わせ、および本書の内容を超えたお問い合わせには応じられませんのであらかじめご了承ください。